寺澤捷年
Katsutoshi Terasawa

# 和漢診療学

## あたらしい漢方

Eurus Notus Boreas ephyrus



岩波新書
1574

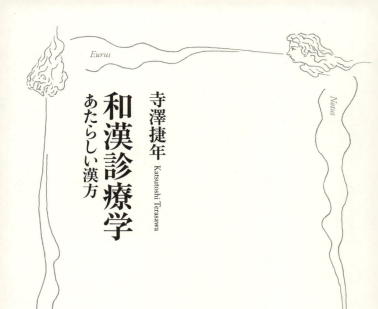

# はじめに

数年前のことになる。ある医師会の講演会で漢方薬が有効であった症例を話したところ、聴衆のひとりが「二〇〇〇年も前のクスリを使っているのは理解できない」と、わたしのような漢方を実践する者にとってはいささか意地の悪い質問をしてきたことがあった。わたしは動じることなく、このように答えた。「それでは逆にお尋《たず》ねしますが、人体に、ある種の病原菌やウイルスが感染した場合の生体防御《せいたいぼうぎょ》の仕組みは、二〇〇〇年前と今とで変わっているでしょうか」と。その質問者は黙ってしまった。

これだけ漢方が普及して、さまざまな医療機関で処方されるようになってはいても、医師の側では漢方なんて古くさい、漢方などなくても診療に不自由を感じない、という声が圧倒的に多いのが現状である。

実は、漢方に関しての情報は一般の人々のほうが持っており、わたしの診療を受けにくる患者さんの二〇%はご自身の不調には漢方が良いと考え、ウェブサイトで検索して来院する。

このような患者さんに共通することは、どこの病院に行っても診断がつかず、治療を受けてもさっぱり良くならなかった、あるいは出されたクスリを服用したらひどい副作用が出てしまった、という経験をしたことがある点だ。こうした患者さんは「わたしの診療は漢方などなくても不自由しない」と言うような医師にはもう二度とかからないので、そうした医師が何の不自由も感じないのは当然かもしれない。

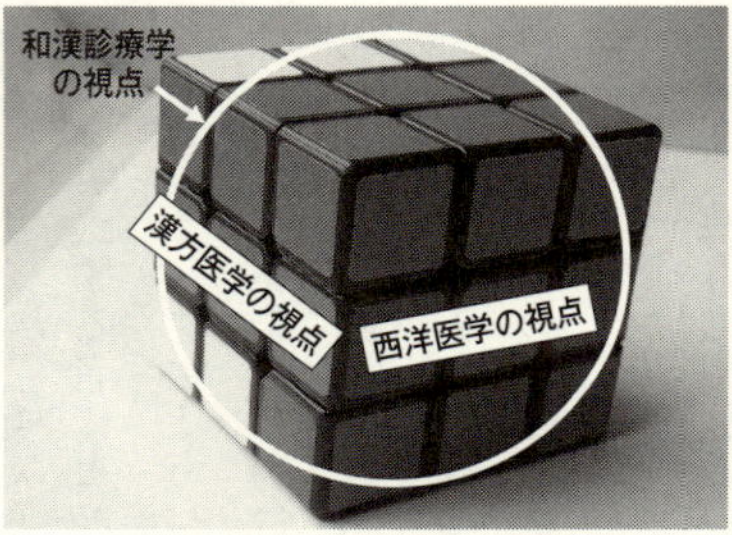

図1　ルービックキューブ

大学病院や医療センターを何カ所も廻《めぐ》っても問題の解決が得られない患者さんが、漢方薬を用いた和漢診療で簡単に治ってしまうことは日常しばしば経験するが、それは魔法でもトリックでもない。その昔ルービックキューブ(図1)が流行《はや》ったが、このキューブ(立方体)でいうと、西洋医学と漢方医学では病気をみる視点が異なる。つまり、正面である西洋医学からばかり見ていたのでは見えない側面を漢方医学で見れば、解決策が得られるというだけの話である。

この本ではこの漢方医学の視点をとりあげる。さらに、それが一段階進化した「和漢診療《わかんしんりょう》学《がく》」というあらたな学問が、このキューブの正面、側面、そしてこれら二面の根底にある、生体の異常が観察できるキューブの上面も一度に見ることができる診療システムであり、「あらたな知の創造《そうぞう》」であることを記してみたいと考えている。つまり、これまでの多くの漢方入門書とはまったく別の視点から皆さんを「あたらしい漢方」へおさそいしようと思う。

なお本書では西洋医学について批判的なことが時に記されるが、わたし自身は一二年前に早期の胃がんにかかり、外科的手術によって胃の半分を切除し、そのおかげで命をながらえ、この本を書くことができている。つまり、決して西洋医学よりも漢方医学がすぐれていることを主張するためにこの本を書くのではないことを、ぜひご理解いただきたい。

西洋医学はその教育・診療・研究システムがしっかりと、すでにできあがっているが、漢方医学はよほど手をさしのべないと成長することが困難な状況であるから、この医学のすぐれた点を強調する形になっているのである。医療の目的は、病める患者さんを安全に、より早く、より経済的な負担の少ない方法で治すことである。そこには洋の東西はない。この医療本来の

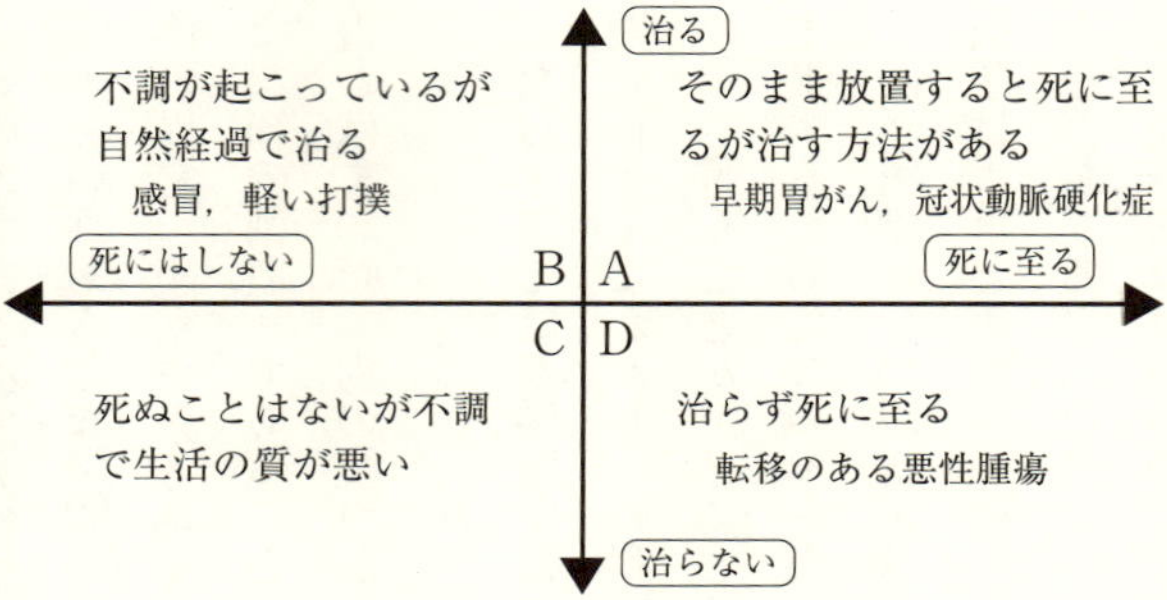


図2　病気の4分類

目的を果たすために、和漢診療学が今後のあたらしい医療システムのひとつの形であるとの確信から、わたしの考えをお伝えするのである。

ところで、最近、わたしは後輩の横山浩一君の話にヒントを得て、興味深いことに気づいた。この世の中の病気というものを座標軸で四分割する方法である。図2に示すように、A、B、C、Dの四群である。

今日の医学研究は、D群の「治らず、死んでしまう」病気をなんとかして治せるようにしようと挑戦しているので、ここ二〇年間を見ても、かつてはD群であったがA群に入ったものが数多くある。問題はC群の患者さんがおきざりにされる傾向にあることであり、しかも世の中には圧倒的に「死ぬことはないが不調で生活の質が悪い」ひとが多いのだ。そして和漢診療がもっとも得意とする分野が、このC群なのである。この和漢診療はC群にとどまらず、A・D群においても先端的な医療をサポートする能力を持っている。したがって、和漢診療の果たす役割は今後さらに拡大していくものと期待している。

「論より証拠」ということわざがあるが、まずは、わたしの日々の診療の実際をご紹介するために第一章の扉を開くことにしよう。

# 目　次

目　次

目次

# 第一章　診療室の一日

この章ではわたしが日々実践している和漢診療の姿を記してみたい。この章のなかに多くのむずかしいクスリの名前や専門用語がでてくるが、ここではまず、流れを大まかにつかんでいただきたい。

なお、ここでは、最初から最後まで、すべての具体的な症例を読む必要はまったくない。興味のある項目を拾い読みしていただければ十分である。第二章以下の解説で、ここにある症例の番号を掲げて参照するように記すので、そのときにここに戻って症例をお読みいただくのが良いと考えている。

この章に記す症例の一覧を掲げる。

## 一　頭痛と冷え症

最初の患者さんは、頭痛と冷え症に悩む女子高校生である。今日で三度目の受診であった。頭痛は小学六年生ごろから起こった。その頭痛の内容は、時に左側、時に右側半分がズキズキと拍動性《はくどうせい》に痛み、月に一回から二回の発作に襲《おそ》われる。市販の鎮痛剤は、ほとんど効かない。とくに天候が悪化する日に起こりやすく、一度この発作が起こると二日間は寝たきり状態でじっと堪《た》えているというものである。このほかに、顔はのぼせるのに両足は冷えてつらく、生理も不順で、生理前にこの頭痛発作に襲われることが多いようだとのことである。

西洋医学の視点からすると、片頭痛《へんずつう》と分類される病症《びょうしょう》である。最近では片頭痛予防薬としてカルシウム拮抗薬《きっこうやく》のロメリジン塩酸塩《えんさんえん》(ミグシス錠《じょう》)があり、ひどい発作を起こした場合にはナラトリプタン塩酸塩(アマージ錠)の頓服《とんぷく》が有効であることが知られている。

しかし後輩の來村昌紀君(日本頭痛学会専門医)によると、このような治療法で片頭痛が治まる人は七〇%で、片頭痛そのものから解放される人、つまりクスリを中止しても発作が起きなくなる人は半数以下であるという。

一方、漢方医学の視点からすると、この人は顔がほてり、脈をみると力がなく、細く緊張している。両側の鼠径部《そけいぶ》を指で押すと劇痛がある。これら一連の徴候《ちょうこう》は、当帰四逆加呉茱萸生姜湯《とうきしぎゃくかごしゅゆしょうきょうとう》が適応となる典型的な証《しょう》(適切な漢方方剤《かんぽうほうざい》を示すパターン)である。

四肢《しし》の冷えを四逆《しぎゃく》と言うが、当帰《とうき》を主剤にした四逆を治す漢方薬に当帰四逆湯《とうきしぎゃくとう》がある。これに呉茱萸《ごしゅゆ》と生姜《しょうきょう》を加えたものが、当帰四逆加呉茱萸生姜湯である。

この患者さんの初診時の額《ひたい》と足先の温度を測ったところ、額の温度は三三℃、足先は二七℃と六℃の温度差がある。健康なひとではこの温度差は二℃以内であるから、これはそうとうに異常な温度差といえる。

次に、チョコレートを食べすぎていないかを聞いた。大好きで毎日食べていると言う。チョコレートには片頭痛を誘発するチラミンという化学物質が含まれており、これを止《や》めないと片頭痛は治らない。これは漢方医学の知識ではなく、科学的研究の成果である。そこでチョコレートとココアを止めることと、胃腸を冷やすアイスクリームなどは食べないことを約束してもらい、当帰四逆加呉茱萸生姜湯を四週間分処方した。あわせて発作が起こってしまったときには、アマージ錠を頓服で服用するように、三回分を処方した。

二回目の受診のときに、彼女がこう言った。「チョコレートを頑張って止めたら本当に楽になりました。これまで生理が近づくと無性《むしょう》に食べたくなって、思い切り食べていたのです」。

こうして一二週間が経過した。最初の一ヶ月間で一回だけ頭痛が起こりそうになったが、漢方薬を服用し、入浴したら治ってしまった。それ以後、頭痛はない。服薬《ふくやく》後の体調の変化は布《ふ》団《とん》にはいると足先がすぐに暖まるようになり、ぐっすり眠れるようになったとのことである。生理も二八日目で来て、月経前の腰痛なども軽くなった。この時点で額の温度は三三℃で変わらなかったが、足先の温度は三〇℃に上昇していた。これまでのわたしの経験では、このまま約半年間から一年間、このクスリを飲み続けると片頭痛はまったく起こらなくなる。服薬しなくとも起こらない体になるのである。ただし、チョコレートを食べすぎないことが前提条件である。

この漢方薬(正式には漢方方剤と呼ぶ)のほかにも、片頭痛に有効なものがいくつか知られている。桂枝《けいし》人参湯《にんじんとう》、呉茱萸湯《ごしゅゆとう》などが代表的な方剤であるが、最近、わたしは小建中湯《しょうけんちゅうとう》という方剤が有効であった子ども五人の症例を経験した〔参考文献一〕。

この小建中湯を含め、ここに掲げた方剤は皆、胃腸の不具合や腹痛、下痢《げり》などを治すものとして古典に記され、その目的で昔から用いられてきたという共通点がある。胃腸薬が、なぜ頭痛を治すのだろう。この不思議の答えは第二章に記すことにしたい。

## 二　糖尿病性網膜症

七〇代の女性。七年前、ある日突然に視力が落ち、眼科で糖尿病性網膜症であることが発覚したという病歴の持ち主である。以来、当院の糖尿病センターで治療を受けている。その主な治療薬は血糖降下剤《けっとうこうかざい》のメトグルコ錠とビルダグリプチン(エクア錠)で、血糖コントロールは良好である。両足の冷えと浮腫(むくみ)がつらいということで、和漢診療科を二年前に紹介され、受診した。

初診時《しょしんじ》の身体所見ではひどい浮腫が膝《ひざ》から下にあり、足先は冷えている。しかし、糖尿病性の神経障害は軽度であった。糖尿病性腎症《じんしょう》による浮腫の可能性もあったが、血液や尿の検査でそうではないことがわかった。血中のタンパク質でこれが少なくなると浮腫が起こるアルブミンの値は正常で、浮腫を起こす心不全《しんふぜん》の徴候もない。つまり、浮腫の原因ははっきりしないのである。

これを漢方医学的に診察すると、臍《へそ》の近くの両側に筋肉のシコリと痛みがあり(臍旁圧痛《せいぼうあっつう》)、

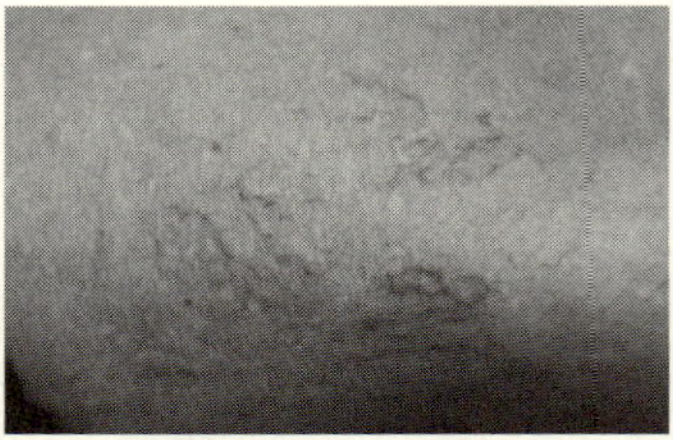

**図3**　瘀血(おけつ)のひとつの徴候であるイトミミズ状の血管(細絡)

足首には図3に示すようなイトミミズ状の血管(細絡《さいらく》)が見られたことから、桂枝《けいし》茯苓丸《ぶくりょうがん》を用いることにした。

このクスリを服用してからは、足の冷えが二ヶ月で改善した。浮腫はすぐには治らなかったが、わたしは迷うことなくこのクスリの服用をすすめた。その結果、約六ヶ月で浮腫は半減した。細絡もほとんど消失したので、患者さんもこのクスリの効き目に納得し、熱心に服用してくれている。

この患者さんが最近、「目がよく見えるようになって嬉《うれ》しい」と言うので、久しぶりに眼科を受診するように手続きを取った。約二年ぶりの眼科受診の結果、驚くべき返信をいただいた。視力が明らかに改善し、レンズの焦点《しょうてん》である黄斑部《おうはんぶ》に見られた浮腫がなくなり、糖尿病性網膜症の増殖性《ぞうしょくせい》病変(網膜の酸素不足のために起きる、あたらしい血管が枝分かれしてふえてくる状態。この血管はもろいので出血の原因になる)が、まったく進行していないというのである。

ここで得られた良い結果は、漢方薬の効果だけではない。糖尿病の専門医が上手に血糖値をコントロールしてくれていることが、最大の要因である。しばしば糖尿病を漢方薬だけで治してくれと言う患者さんが受診するが、これは漢方医学の守備範囲外で、「合併症《がっぺいしょう》の予防や治療ということではお手伝いできますが、糖尿病は専門医におまかせするので、その条件を受け入れて下さるなら拝見します」とお答えしている。また眼底《がんてい》(目の奥の網膜)の精密な検査は、当然のことながら眼科の専門医の力を借りなければならない。

和漢診療学の重要な任務はオーケストラの指揮者の役割を果たすことで、さまざまな専門家といかに上手《じょうず》に連携《れんけい》し、最も良い効果を引き出すかにあると、わたしは考えている。

ところで、漢方医学の知恵が発揮された部分についていうと、浮腫があるので利尿剤《りにょうざい》(尿量をふやすクスリ)を用いるというような単純な発想をわたしは持たない。糖尿病の患者さんに安易に利尿剤のフロセミド(ラシックス錠)を用いると、体内の細胞でのインスリンの感受性《かんじゅせい》を低下させ、糖尿病のコントロールがむずかしくなってしまう。糖尿病センターの同僚医師がわたしに浮腫の対応を依頼してきたのも、この理由からである。

桂枝茯苓丸が浮腫だけでなく、視力も改善したのだ。この不思議の解答については、第五章に記すことにしたい。

ところで、糖尿病は膵臓のベータ細胞が分泌《ぶんぴつ》するインスリンの低下による病気であるが、このことを発見したのはドイツの病理学者ランゲルハンスで、一八八〇年ごろのことである。一九一八年に、この分泌されるタンパク質がインスリンと命名され、一九二三年にバンティングとマクラウドがインスリンのヒトでの応用を確立し、ノーベル生理学・医学賞を受賞している。インスリンのアミノ酸配列が解明されたのは、一九五八年のことである。経口《けいこう》糖尿病薬としてスルフォニル尿素《にょうそ》剤が登場したのは一九五〇年代。一九六一年にビグアナイドが登場。アルファグルコシダーゼ阻害薬《そがいやく》は、一九九三年に開発されている。わたしたちは医学・薬学の大きな歴史の流れのなかで、「いま現在」を生きているのである。

## 三　ふくろう症候群

高校二年生の男子生徒。約一年前から、夜になると元気がでて朝起きるのがつらく、母親に怒鳴《どな》られてようやく布団から出る毎日が続いている。ところが、起きあがって目はひらいているのに脳の覚醒《かくせい》スイッチが入らず、夢遊病者《むゆうびょうしゃ》のような状態が一時間ほど続くのだ。当然のことながら、学校には毎日遅刻する状態であった。約六ヶ月前に当科を受診した。

身長は中ぐらいで、表情も明るく、一見すると元気そうである。ふくろう症候群は正式な医学病名ではないが、この病状をよく示しているので、わたしは好んで用いている。初診時に、立ちくらみや車酔《くるまよ》いをしないかどうか尋《たず》ねると、「あります」との答えである。お風呂《ふろ》に入り浴槽《よくそう》から立ち上がったときに、とくにめまい感があるという。そこでわたしはさらに、天候が悪化するような日に朝起きるのがつらくなる傾向はないかと聞くと、「はい、学校を休みたくなります」とのことであった。低気圧は体のなかの水の量を多くするので、このようなひとでは症状が悪化するのである。顔面は少し赤みがあるが、両足は冷えている。

ひととおりの診察の後に、ベッドに寝た状態での血圧を測定し、急いで立ち上がってもらい、再度、血圧を測定した。寝た状態では血圧は一二四／六七であったが、起立すると一〇六／六〇で大きく下がる。西洋医学的には起立性調節障害《きりつせいちょうせつしょうがい》と呼ばれる病態《びょうたい》である。

一方、漢方医学的には水分代謝《すいぶんたいしゃ》の異常（水滞《すいたい》）であり、顔はのぼせて足が冷える上熱下寒《じょうねつげかん》（気《き》逆《ぎゃく》）も伴っていた。これは苓桂朮甘湯《りょうけいじゅつかんとう》が適応となる証である。

この方剤を処方するに当たり、二つの約束を取り交わした。一つは睡眠《すいみん》のリズムの異常を把《は》握《あく》するために、何が何でも(宿題や予習は無視)午後一〇時には布団に入り、起床《きしょう》した時刻と脳の覚醒スイッチが入った時間を日誌につけて次回に持参すること。第二に、布団に入ったらスマートフォンは見てはいけないことである。翌月の受診の際に日誌の提出を求めたら「駅のホームで風に飛ばされてしまった」とのことであったが、元気よく目覚める日が六日ほどあった。何となく気分も良いという。睡眠日誌が風に飛ばされたという話はいかにも怪《あや》しいが、深追いはしなかった。

そしてわたしはこう言った。「君ね。一〇時に布団に入るという約束を守るには九時半にはすべてのことを片付けておくことだよ。君は実は非常に幸運な人で、多くの場合、何種類も向《こう》精神薬《せいしんやく》を飲むことになり、両親にはなまけ病だと思われ、親子の関係も悪くなってしまう。君は理解のあるご両親と、何といっても漢方治療に出会えた。ここが人生のわかれ道だから男の約束は守らないといけない。くりかえし言うが、スマートフォンを見るのは九時半までだよ」。

その後、四ヶ月ほど母親が代理で受診し、病状を伝えてくれた。今日は久しぶりに本人が受診したので、その後の様子《ようす》を聞いたところ、スッキリと起きられる日が九〇%、起こされてようやく起きることが数日あったが、脳の覚醒スイッチがすぐ入るようになったとのことである。

ベッドに寝た状態と立ち上がったときの血圧の変化を再度測定したところ、収縮期血圧《しゅうしゅくき》（上のほうの血圧）の低下は八ミリで、明らかに改善していた。

このような睡眠リズムの異常は、脳にある松果体《しょうかたい》のホルモンの分泌異常とされており、ラメルテオン（ロゼレム錠）が用いられている。しかしこれまでに何例かでこれを試みたが、有効性を実感できなかったので、以後、わたしは採用していない。なぜ苓桂朮甘湯が有効であったのだろうか。この疑問の解答は第五章に記したい。

## 四　大動脈弁置換術の前後

五〇代の男性。主に訴えたのは、耳鳴りと倦怠感《けんたいかん》（だるい感じ）である。半年前に激しい胸痛に襲われ、救急車で循環器病《じゅんかんきびょう》センターに搬送《はんそう》されたことがあった。循環器専門医の診断では大動脈弁の不具合があり、大動脈弁置換術（人工弁《じんこうべん》にとりかえる手術）を受けることになっている。手術の順番待ちで三ヶ月後になるという。主な訴えの耳鳴りはシュー、シューという心臓の拍動《はくどう》に一致したもので、これは大動脈弁に発生している雑音が原因と考えられた。しかし倦怠感が強く、約二時間の通勤は、非常につらいという。

漢方医学的に診断すると、脈は力強く、みぞおちが硬く張っている。そこで木防已湯《もくぼういとう》の証であると考え、このクスリを処方した。

四週間後に再診。疲れやすさは半減《はんげん》し、漢方薬の効き目に驚いたという。みぞおちの硬さが半減していた。そこで手術の前日まで服薬をつづけてもらい、手術に臨《のぞ》んだ。人工弁への置換は成功した。しかも術後の回復が早く、執刀医《しっとうい》(手術をしてくれた医師)は「これまで二〇年以上この手術をしてきたが、あなたのように一〇日間で退院できた方は初めてです」と驚かれたという。漢方薬で、心臓の組織を良い状態にできていたのではないかと思う。

ところが、術後二ヶ月経過してから不整脈《ふせいみゃく》(心臓のリズムがみだれる状態)が出現した。主治《しゅじ》医《い》(かかりつけの医師)に訴えたところ、「命に別状《べつじょう》のない不整脈ですから、なれて下さい。しばらく様子を見ましょう」と言われた。この主治医の見解はもっともで、不整脈を治すクスリは数多くあるが、ひどい副作用があるので、安易に用いないのが正しいのである。ところが患者さんの側からすれば、置換した人工弁に何かの不具合があるのではないかと不安な気持ちになってしまう。

そこで漢方医学が出動することになる。『傷寒論《しょうかんろん》』という古典に「悪性の感染症が治った後で、脈が結代《けったい》し、動悸《どうき》するものには炙甘草湯《しゃかんぞうとう》が良い」と記されている。結代は不整脈と読みかえてよいので、この方剤を用いることにした。これを投与《とうよ》して今日が四週間目である。「最初の三週間はさっぱり変わらなかったのですが、ある日、スイッチが切れたように胸が楽になりました」と喜んでくれた。

心電図をみると不整脈も改善していた。この患者さんの場合、不安感から解放されたことを考えると、漢方医学的アプローチは大きな役割を果たせたとわたしは考えている。

ところで、心電図の記録に初めて成功したのは一九〇三年のことで、オランダの生理学者ウィレム・アイントホーヘンによってである。彼は一九二四年にこの業績によりノーベル生理学・医学賞を受賞している。

## 五　シェーグレン症候群

六〇代の主婦。口臭と口内炎《こうないえん》を訴えて八年前に大学病院の和漢診療科を受診した。ご主人からも口の臭いを指摘されていた。漢方医学では脈、舌《した》、腹《はら》をみるのが手順であるが、舌をみると色調は正常であるが、舌のこけ(舌苔《ぜったい》)は黄白色で非常に乾燥《かんそう》している。そこで口が渇《かわ》きませんかと問うと、「はい」とのこと。目のゴロゴロする感じはありませんかと質問すると、一日に数回、目薬を用いているという。この口臭は唾液《だえき》分泌が減少したために口腔内《こうくうない》(口のなか)に雑菌がはびこり、このために起こっているものと考えられた。西洋医学でシェーグレン症候群(乾燥症候群)と呼ばれる病気であるので、この疾患《しっかん》に特異《とくい》的な血液中の抗体《こうたい》を検査し、眼科で涙液《るいえき》の分泌と角膜《かくまく》の損傷《そんしょう》状態を検査してもらうように手続きをした。なぜかというと、涙が出ない状態でまばたきをしていると目の表面の角膜に傷がついてしまうからである。そして清熱《せいねつ》補気湯《ほきとう》を処方した。

口臭は約四週間で消失した。その時点で舌のこけにわずかに潤《うるお》いが出てきた。一年が経過したころには涙液の分泌も良くなり、点眼薬は不要となった。舌のこけも、ほぼ正常な潤いを示すまでに改善した。服薬していると口内炎は起こらず、体の調子も良いので服薬を続けたいとのご本人の希望で、現在も服薬中である。

ここで驚くべきことが起こった。初診時に検査したシェーグレン症候群の特異《とくい》抗体価《こうたいか》(この病気の原因となっている血液中の抗体の量）は三三・五で、自分の細胞の核を攻撃する抗核抗体《こうかくこうたい》は三二〇倍であったが、最近、経過観察したところ、特異抗体は一一、抗核抗体は四〇倍以下と正常化していた。

漢方医学への批判の一つとして、「漢方は対症療法《たいしょうりょうほう》で、患者さんの苦痛はやわらげるが病気の本体は治せない」との指摘があるが、シェーグレン症候群についていえば、西洋医学は人工唾液の口腔内噴霧《ふんむ》と点眼薬、せいぜいムスカリン受容体作動薬《じゅようたいさどうやく》であるセビメリン塩酸塩水和物《すいわぶつ》（サリグレン錠）によって唾液腺《だえきせん》分泌を高めるくらいで、病気の本体に迫っているとは考えられない。この患者さんでは特異抗体と抗核抗体が著《いちじる》しく減少していたが、これは唾液腺を攻撃し破壊する自己抗体《じここうたい》（自分の細胞核を外からの侵入物と誤認《ごにん》して攻撃してしまう抗体）が減少したものであって、少なくとも組織破壊をまぬがれた唾液腺細胞にそれ以上の攻撃はなされていないと考えられる。つまり、この漢方方剤が「病気の本体」をコントロールする方向で作用していることは明らかである。

免疫学《めんえきがく》の領域に関係する薬剤のなかに、生体応答《おうとう》調節剤ＢＲＭ（Biological response modifier）がある。これは体内での免疫反応の歪《ゆが》みをなおす作用のあるクスリをいうが、漢方方剤にはこの作用を持つものが多数報告されている。柴苓湯《さいれいとう》が有名であるが、漢方医学がときに「体質を改善した」とされる事例の背景には、このBRM作用に基づくものがあるとわたしは考えている。ここに示した清熱補気湯も唾液腺や涙腺の働きを良くする作用とともに、BRMとしての作用があると考えられる。

## 六　慢性骨髄性白血病

次は慢性骨髄性白血病と診断され、イマチニブメシル酸塩（グリベック錠）により他院で治療中の六〇歳の女性である。二年ぶりに経過の報告に来て下さった。この患者さんは、二年前の定期健康診断で白血球数が二万三〇〇〇（正常値は約六五〇〇）と、あきらかに増加していることを指摘され、血液内科で診断が確定した。グリベック錠の服用により六ヶ月後には完全寛解《かんかい》（病気がおさまった）状態となった。このクスリは分子標的《ぶんしひょうてき》治療薬と呼ばれる最先端の治療薬であり、白血病細胞の増殖に重要なチロシンキナーゼ活性を抑制するものである。

ところが問題は、このクスリは服用をつづけなければ寛解状態を維持できないことである。

しかし副作用も多いので、継続服用が困難な事例も多々ある。服薬できなければ、病気は再発してしまう。

この患者さんの場合は、服薬開始の直後から一日に四回ほどの下痢が起こり、担当医がさまざまな胃腸薬を処方してくれたが治らず、肛門《こうもん》はただれて痛むほどであった。なんとか漢方でこの下痢を治してほしいと受診されたのであった。

漢方医学的には体に冷えはなく、みぞおちの筋肉が硬くなり圧痛（心下痞鞕《しんかひこう》）が認められたので半夏瀉心湯《はんげしゃしんとう》を処方した。これによって、数日で下痢は改善した。漢方エキス製剤が普及したおかげで、日本国内では、どの医療機関でも漢方エキス製剤を処方できるようになっている。そこで担当の医師に「半夏瀉心湯で良いようですので、今後は先生からご処方をお願いします」という依頼書を送ったのであった。

今日は久しぶりにそのお礼に来てくれたのである。グリベック錠の継続的な服用ができており、寛解状態を維持している。

ところで、このグリベック錠で下痢を起こしてしまう人は約八％であり、決して少ない数字ではない。現在、同じ職場で和漢診療科を担当している後輩の地野充時君も同様の経験を持っているとのことである。「はじめに」の末尾に図2を掲げたが、和漢診療がA群の最先端医療の手助けをできた具体例である。

さらに、血液内科の医師にグリベック錠の服用によって起こる下痢に半夏瀉心湯をはじめとする漢方エキス製剤が有効であるとの情報を伝えることができた。おそらくこの医師は、他の患者さんにも「もうひとつの選択肢」としてこれまでの整腸剤《せいちょうざい》に加えて漢方エキス製剤を考えてくれることであろう。その波及効果は、はかりしれない。

## 七　書ききれないほどの不具合

「一〇歳ころからあらゆる不定愁訴《ふていしゅうそ》（原因が不明の不具合）に悩まされてきた」という五〇代の女性。地域の女性外来を持つクリニックからの紹介で四ヶ月前に受診した。その訴えは余りにも多く書ききれないほどであるが、そのなかでわたしが注目したのは「少し動くと頭と上半身にひどい汗をかく。膝の痛みがある」という点である。

このほかにイライラして気分が落ち着かない、咳《せき》、過食《かしょく》、不眠、肩こり、頭痛、下半身の冷え、抑うつ気分、息苦しさ、動悸《どうき》などがある。紹介して下さったクリニックからは不安をやわらげるロラゼパム（ワイパックス錠）とエチゾラム（デパス錠）が処方されていたが、ほとんど効果が感じられないので、自分から和漢診療科のわたし宛《あ》てに紹介状を書いてくれるように依頼し、願いがかなったとのことである。本当に幸運なことにこの紹介医とわたしとは旧知の親しい間柄であるので、喜んで紹介状を書いてくれたのである。

動悸や発汗の異常は甲状腺機能亢進症《こうじょうせんきのうこうしんしょう》で起こることがあるので、その有無《うむ》などひととおりのチェックをおこなったが何の異常もない。ただし、きっと高いにちがいないと狙《ねら》いをつけた血中カテコラミンの項目ではノルアドレナリンが高い値を示していた。このノルアドレナリンは主として交感神経《こうかんしんけい》細胞の枝《えだ》の先から放出されるものであるから、この患者さんは交感神経活動が高まっている病態であり、これで動悸やイライラして気分が落ち着かないなどの症状は説明できる。

漢方医学的には、先ほど注目点として記した異常な発汗と膝の関節痛を手がかりにした。実はこのことは『金匱要略《きんきようりやく》』という、今から一八〇〇年ほど前に著《あらわ》された古典に記述があるのである。これには「頭に汗をかき、腰から下がむくんで膝関節の屈伸《くっしん》が困難なものには防已《ぼうい》黄耆《おうぎ》湯《とう》がよい」と記されている。そこでこの方剤を処方したところ、四週間後には雪にお湯を注いだように、ほとんどすべての訴えていた不具合が消え去ったのである。

この間、ワイパックス錠やデパス錠は服用しなかったとのことである。再度おこなったカテコラミン測定では、ノルアドレナリンがいまだ高い値を示していたが、前回よりは半減していた。このことから考えると、この異常な上半身の発汗は交感神経系の異常興奮と関連しているものと推測されるが、詳細な科学的研究は今後に期待したい。

この症例を通して考えたことは、異常な発汗は更年期障害《こうねんきしょうがい》かもしれないと婦人科を受診し、膝の痛みは整形外科に、動悸は循環器内科に行くというように、人間の体を機械の部品の寄せ集めと考える「分解の思考」からは、それらの愁訴が互いに関連したある一つの病態であるという発想は生まれてこないということである。この全体のなかでの関係性に意味を持たせる方法論を、一般的に構造主義と呼んでいる〔参考文献二〕。漢方医学は「全体性」のなかで心身の不調を構造主義的に見ることをめざしているが、この症例はまさにその典型的な例である。

## 八　下肢の浮腫と抑うつ気分

七〇代の女性。両親の遠距離介護が始まった六年前から高血圧となり、自宅近くの内科医院からアムロジピンベシル酸塩（ノルバスク錠）が処方されていた。四ヶ月前の初診時の血圧は一八／七四であった。主な訴えは疲れがとれず、気分が憂鬱《ゆううつ》で、ときに顔面がカーッと熱くなることがあるという。約一年前から下肢のむくみが出現し、体も重い。この一年で体重が一〇キロ増加したということであった。

型どおりの尿と血液検査に加え、甲状腺機能も検査項目に加えた。なぜかというと、甲状腺の機能が高まるとカーッと熱くなることがあるからである。しかし、むくみの原因となる腎機能や電解質（ナトリウムやカリウム）の異常はなく、また甲状腺機能も正常であった。浮腫（むくみ）はかなりの重症で、前脛骨部《ぜんけいこつぶ》（むこうずね）を指で押すと一センチほどへこむ。

そこで漢方医学的に診察したところ、舌の色が紫色を帯びており、腹部には臍《へそ》の近くにシコリと圧痛が強くみられた。また肋骨弓《ろっこつきゅう》の下に圧痛（胸脇苦満《きょうきょうくまん》）をみとめた。これは典型的な瘀《お》血《けつ》（第三章の気《き》血《けつ》水《すい》論《ろん》にくわしく記す）の状態であり、ホットフラッシュに似た発作性ののぼせ感があることから、加《か》味《み》逍《しょう》遥《よう》散《さん》を用いることにした。

そして、一つの提案をした。それは血圧の自己測定を毎日の起床時と寝る前におこない、ノルバスク錠は三週間中止してみることであった。それは初診時の血圧が低く、クスリが効き過ぎている可能性があったことと、このアムロジピンベシル酸塩で体重が増加し、浮腫が現れた例を以前にわたしは経験していたからである。この副作用は極めて稀《まれ》で二〇〇〇人にひとりぐらいで起こるのだが、用心に越したことはない。

初診から三週間目に再び来院し、診察室に入ってきたときの姿はまったく別人のようで、明るい表情であった。そのとき彼女がこう言った。「正直に申しまして、漢方薬がこんなに早く効くとは思っていませんでした。服用した翌朝にはスッキリした気分で起きられ、日を追うごとに体が軽くなり、気分も晴れ晴れとしたのです」と。その後、むくみを含めさまざまな不具合は約四ヶ月で改善した。血《けつ》圧《あつ》降《こう》下《か》剤《ざい》も服用を中止したままであるが、血圧の上昇もない。

世間ではよく「漢方薬は長く飲まないと効かない」といわれている。これはわたしたち和漢診療にたずさわる医師の側にとってはありがたいことで、すぐに効果が出なくとも患者さんは不平をいうことがない。その間に、最も良い方剤を見つけだすという試行錯誤《しこうさくご》をする時間的余裕もあたえられる。しかし、本当のことをいうと、的《まと》の真ん中にクスリが当たると、何年も引きずっていた苦しみが数日で消え去ることは稀ではないのである。

ここで得られた好結果は、むくみがあるから利尿剤という発想をせずに、根っ子にあった瘀血を改善することから治療を始めたことと、降圧剤の服薬中止によって、その副作用を回避《かいひ》したことにあると、わたしは考えている。

## 九　やる気が出ない若年寄

若年寄《わかどしより》といっても、江戸幕府の話ではない。年齢が若いのに高齢者に用いるクスリが効いたという「やる気が出ない症候群」の若者のことである。中学三年生の男子生徒。ともかく体がだるくて、何もする気になれないという訴えである。この生徒さんの祖母がわたしの患者さんであったことから、「うちの孫の具合が悪いのですが助けて下さい」ということで、おばあちゃんに連れられて七ヶ月前に受診した。一年ほど前の秋から不調になったということであった。

目に力がなく、あおじろい顔色をしていた。学校も少なくとも一ヶ月に三日は休んでしまう。食事や睡眠時間は規則正しく暮らしている。受験勉強をしなければいけないとは思うが、机に向かう気になれず、ベッドのなかで横になりたくなるということであった。

型どおりの血液検査に加えて甲状腺機能も調べた。なぜかというと甲状腺の機能が低下すると代謝《たいしゃ》が悪くなり、だるさが現れることがあるからである。しかし、甲状腺の機能には何の異常もない。

漢方医学的に診察すると、脈が弱く、腹部の診察では臍の下の部分が軟弱《なんじゃく》である。この臍の下の無力な状態を小腹不仁《しょうふくふじん》と呼び、五臓論《ごぞうろん》(第三章参照)でいう「腎虚《じんきょ》」である。手足が冷えていたことから、八味地黄丸《はちみじおうがん》を用いたところ、一ヶ月後には見違えるように元気になった。クスリはこれと決まったので、その後はおばあちゃんに状況を報告してもらい、クスリを継続的に処方した。こうして七ヶ月が経過したのである。

今日は本人が受診した。見違えるように元気溌剌《げんきはつらつ》としている。小腹不仁も改善しており、クスリはこれでやめてもよい状態になった。

初診時にわたしがこの生徒さんに言ったことは、残暑が続くがエアコンは使ってはいけないこと。そしてコンビニに出かけてはいけないことの二つであった。エアコンのきいた部屋で、コンビニから買ってきたアイスクリームや冷たいコーラの類を昼夜問わずに食べたり飲んだりしていたにちがいないからである。

この生徒さんにみられた小腹不仁というサインは六〇歳以上の患者さんによくみられるもので、スマホでいえば電池切れの状態である。目はかすみ、体はだるくなり、思考力がおとろえてしまう。これが最近、若者に増えているのである。この話を後輩の関矢信康君にしたところ、「たしかに多いですね。二〇〇〇年ごろからとくに増えているように思います」ということであった。

この「二〇〇〇年ごろから増えている」という話を聞いてピーンと来た。コンビニエンスストアについてウェブサイトで調べてみることを思いついたのである。コンビニには日ごろからお世話になっており、学会の年会費の振り込みなどは遠くの銀行まで行かなくて済むし、本当に便利である。決してコンビニを敵視しているのではないことをお断りしておく。さて一九九〇年のコンビニの店舗《てんぽ》数は日本全国で約一・七万店であったが、二〇一四年には約五万店に増加し、売上高は八兆円を超えている。これと若者の「腎虚」の増加が相関しているかもしれないのである。エアコンの普及も、これに追い打ちをかけているようだ。

「生活習慣病」ということばがあり、もっぱら糖尿病や高脂血症《こうしけつしょう》（コレステロールや中性脂肪が多すぎる病気）のことが論じられているが、「自分では気づかない日常生活の誤り」、この生徒さんの場合ではエアコンと、いつでも買える冷たい飲食も、それをあたりまえの習慣としているので、立派な「生活習慣病」だとわたしは考えている。

## 一〇　膵臓がん術後の食欲不振

七〇代の女性。八ヶ月前に膵臓《すいぞう》がんで膵体尾部《すいたいびぶ》（膵臓のシッポの部分）の腫瘍切除《しゅようせつじょ》がおこなわれ、術後にゲムシタビン塩酸塩《えんさんえん》（ジェムザール）静脈内点滴静注治療を再発防止のため二クール受けたが、吐き気、食欲不振とめまいのためにこの治療は中止となった。しかし、終了後一ヶ月経過しても食欲不振とめまいは変わらず、体重がどんどん減っていくということで、五ヶ月前に当院の外科から和漢診療科に治療の依頼があった。

胃のあたりがもたもたする。右側を下にして寝るとめまいがする。仰向《あおむ》けに寝ていると咽《のど》に痰《たん》が詰《つ》まった感じがする。通常は軟便だが、ときに水様便《すいようべん》がパッと出ることがあるという。漢方医学的にみると、脈の力は弱くない。舌に厚い白黄苔《はくおうたい》があり、腹壁《ふくへき》には力がなく、みぞおちに筋肉のこわばりと圧痛（心下痞鞕《しんかひこう》）が認められた。手足の冷えはなかった。そこで注目したのは「仰向けに寝ていると咽に痰が詰まった感じがする」という訴えである。これは気鬱《きうつ》を示すサインである。「胃のあたりがもたもたする」のも気鬱のためであろうか。「めまい」は水《すい》滞《たい》を示唆《しさ》している。そこで、これらを改善する茯苓飲合半夏厚朴湯《ぶくりょういんごうはんげこうぼくとう》を選択した。

これはズバリと当たり、二週間後には元気いっぱいの顔を見せてくれた。食事がおいしく食べられるようになったのである。この五ヶ月で体重も二キロ増えた。そこでわたしはこう言った。「あなたがこのように良くなったのは外科の先生が和漢診療科を紹介してくれたおかげです。こんど先生に会ったときはありがとうと言って下さいね」と。

わたしが日ごろ心懸《こころが》けていることは、紹介して下さった医師に対して患者さんに感謝のことばを述べていただくことである。感謝されて怒り出す医師はいない。加えて「そうか、こういう患者さんは和漢診療の良い適応になるのだ」と知っていただくことになる。なにごとも一歩一歩である。

## 一一　虚弱を絵に描いたような冷え症

二五年ほど前、漢方エキス製剤の再評価（第五章参照）の検討会が厚生労働省（以下、厚労省）で開催されたときに、その適応を示す「効能効果《こうのうこうか》」にしばしば「虚弱体質《きょじゃくたいしつ》」ということばが用いられていることが検討課題になった。体質は病気ではないので不適切な表現だ、という委員がいたからである。しかし、この問題はすぐに解決した。厚労省の担当官がＷＨＯの国際疾病《しっぺい》分類に「弱質《じゃくしつ》」(debility)があることを調査してくれたので、これは病名として用いて良いという結論になった。このＷＨＯの国際疾病分類にもとづいて、日本の保険診療はおこなわれているのである。

この「弱質」を絵に描いたような四〇代の女性患者さんが、当病院の泌尿器《ひにょうき》科からの紹介で約一年前に受診した。ともかく体がだるくて、どうにもならないとの訴えである。どれくらいだるいかというと、朝起きて出勤のための身支度《みじたく》をしている途中で疲れてしまい、横になりたくなるというのである。このような状態は一七歳ごろからあり、しばしば日常生活に支障を来《きた》していた。当科を受診する前の一年間ほどは口唇《こうしん》ヘルペスが月に一度、ひどいときは月に三回も起こっていたという。風邪《かぜ》もひきやすく、しばしば膀胱炎《ぼうこうえん》にもなった。冬には手足が冷え、夏でも冷える。たちくらみもしばしばあり、お風呂の浴槽から出るときは、急に立ち上がらずに中腰の状態で、しばらく体を手で支えてから出るようにしているという。以前からむくむ傾向があり、最近では足の裏がむくむ気がするという。一年前にインフルエンザにかかったが、体温は三五℃しかなかったともいう。

初診時に型どおりの尿と血液と甲状腺ホルモンの検査をしたが、なんの異常もない。ただ、血圧は一〇二／六〇と低く、起立して測ると九四／六二と、さらに低くなった。体温は三六℃であった。

漢方医学的にみると、顔色は寒々《さむざむ》としており、手足の末端がとくに冷えており、膝から下にむくみがあった。ソックスのゴムの当たる部分がペコンとへこんでいた。脈は沈《ちん》・細《さい》・弱《じゃく》(一〇七ページ参照)。舌は正常。腹部(おなか)をみると全体に冷えてはいるが、異常な徴候はない。

これは陰陽論《いんようろん》(第五章にくわしく記す)でいう陰《いん》の状態で、水滞が著しい。これを改善するのに最適な方剤は真武湯《しんぶとう》である。これを四週間服用してもらったところ、ひどい疲れが半減した。

下肢《かし》のむくみも半減した。

生活指導としては、温かい野菜スープなどをとるようにすること、冷たい牛乳や果物の柑橘《かんきつ》類《るい》(とくにグレープフルーツ)は控え目にすること、また一〇分間でよいから軽いウォーキングなどをして体内の熱をつくりだすとよいと助言した。こうして約一年が経過したが、「人生が変わった」というほどに疲れ感から解放され、口唇ヘルペスも、膀胱炎も起こらなくなっている。

冒頭に記した、虚弱体質を効能効果に明記してある漢方エキス製剤は、加味《かみ》逍遥散《しょうようさん》、黄耆建《おうぎけん》中湯《ちゅうとう》など一〇種類あるが、ここで用いた真武湯には「新陳代謝《しんちんたいしゃ》が沈衰《ちんすい》した」と記されている。このような表現のあるエキス製剤も虚弱に効果があると考えると、虚弱体質を改善する漢方エキス製剤は三〇種類をくだらないのである。

ところで、なぜ虚弱体質が改善するのかは現在の時点では不明である。当然、免疫《めんえき》、内分泌《ないぶんぴつ》系《けい》(ホルモン)、自律神経系《じりつしんけいけい》が関係していると考えられるが、この虚弱体質は図2に示したように「死にはしない不具合」であるから、これに正面から取り組んでくれる研究者はいないのである。富山大学には附置《ふち》研究所として日本唯一《ゆいいつ》の「和漢医薬学総合研究所」があるが、研究プロジェクトを立ち上げてもらえないものかと願っている。
もう一つの不明なことは、真武湯にはトリカブト(附子《ぶし》)が配合されており、これが生体の温《おん》熱産生《ねつさんせい》や低下している新陳代謝を活気づけているメカニズムである。温熱産生にはブドウ糖や脂肪などの燃料が必要になるので、このようなクスリを一年以上も服用し続けたら、体が燃料切れになってしまいそうだが、決してそのようなことは起こらない。食べたものが効率良く消化され吸収されるようになることが考えられるが、この疑問の解決も今後の課題である。

わたしが富山医科薬科大学にいたころ、ある医師会からお招きをいただいて和漢診療学の紹介をしたが、そのとき、わたしは聴衆に向かって「毎月のように風邪や膀胱炎、中耳炎《ちゅうじえん》で皆さんを受診する患者さんがいたとき、どうしてその虚弱な体を丈夫にしようと考えないのですか。それに気づかない皆さんが病的なのです」と過激なことを言ってしまった。「わたしの診療には漢方薬など必要ない」と言う医師が多いが、必要なことに思い至らないのだ。しかし、それが現在の医療界の現実である。

## 一二　唄を忘れたカナリア、過敏性腸症候群

わたしの心に残る童謡《どうよう》に「カナリア」がある。西條八十《さいじょうやそ》さんが大正時代に作った詩に曲をつけたものだ。「唄を忘れたカナリアは」ではじまるが、そのカナリアに唄を思い出させるには「象牙《ぞうげ》の舟に銀の櫂《かい》、月夜の海に浮かべれば忘れた唄をおもいだす」という作品である。この歌を中学生のときに聞いてから六〇年近くが過ぎたが、そのロマンチックな歌詞は今でもハッキリと覚えている。

なぜこのような思い出話をはじめたかというと、漢方医学による過敏性腸症候群の治療法がまさにこの歌のとおり、忘れてしまった腸の運動リズムを思い出させるものであるからである。

過敏性腸症候群は下痢と便秘が交互に起こり、ときには腹部(おなか)にガスがいっぱいに溜《た》まる。西洋医学では便秘のときに服用する下剤《げざい》と、下痢のときに服用する下痢止めで対処するのが一般的だが、この病気自体を根本から治すのはむずかしい。

六〇代の女性がこの疾患《しっかん》で、一年前にわたしを受診した。下痢と便秘をくりかえすのだが、

こまったことに下痢(患者さんは特急列車と言っていた)が突然に起こってトイレに駆け込まないといけないのである。家にいるときはすぐにトイレに駆け込めばよいのだが、外出先でこれが起こるのが本当につらいという。これまで、家の近くの消化器内科の医院で数年間の治療を受けたが、この特急列車が最近になって激しくなってきたとのことで、知人にわたしのことを聞いて受診したのであった。

漢方医学的に診察すると、顔色もよく、元気で早口でしゃべる明るい人である。舌は正常で、脈は弱い。腹部は軟弱で両側の腹直筋《ふくちょくきん》が緊張している。手足の冷えはなく、むしろ時々手のほてりを感じるという。これでみぞおちに抵抗(筋肉のこわばり)と圧痛(心下痞鞕)があれば桂枝《けいし》人参湯《にんじんとう》が良いことが多いのだが、この徴候はない。そこで小建中湯《しょうけんちゅうとう》の証と考えた。

便秘すると四日間ほど便通がなく、五日目ごろに特急列車になるということであったので、便秘のときに軽い下剤として桂枝《けいし》加《か》芍薬大黄湯《しゃくやくだいおうとう》のエキス剤一包《いっぽう》(通常量は一日三包)を寝る前に服用してもらうことにした。宿便(腸のなかにこびりついている便)を少しずつ取り除いておこうという作戦である。これはズバリ的中し、服用してから四週間で特急列車は一回だけとなった。その後も服薬を続けているが、ここ三ヶ月間、特急列車は一度もなく、桂枝加芍薬大黄湯のエキス剤一包の服用も月に三回ほどになっている。

過敏性腸症候群の治療には桂枝加芍薬湯《けいしかしゃくやくとう》が第一選択薬になると考えてよいが、実はこの方剤に膠飴《こうい》（餅米《もちごめ》を蒸《む》して麦芽《ばくが》で糖化《とうか》させた飴《あめ》）を加えた方剤が小建中湯なのである。この麦芽糖《ばくがとう》は腸内細菌《ちょうないさいきん》に作用すると推測され、腸内ガスの異常な発生を減らす。寝る前に飲んでもらった桂枝加芍薬大黄湯は、桂枝加芍薬湯に瀉下《しゃげ》作用（便を出す作用）のある大黄《だいおう》を加えた方剤である。

これらの方剤には「忘れてしまった正常な腸管の運動リズムを思い出させる」効能があるとわたしは考えている。なぜかというと、桂枝加芍薬湯を便秘のときに服用すると便通があり、下痢のときに服用すると下痢が止まるのである。つまり、このクスリは下剤でも下痢止めでもない。腸の運動リズムの調整剤《ちょうせいざい》なのだ。しかし、「死にはしない不具合」のために詳細な研究はいまだ為《な》されていない。

この患者さんとわたしとは年齢がほぼいっしょなので、「唄を忘れたカナリア」を知っていてくれたのが嬉《うれ》しかった。

## 一三　くりかえす原因不明の上腹部痛

最後の患者さんは、腹痛をくりかえし、月に何度か救急車で当院に運ばれてきていた六〇代の女性患者さんである。この患者さんを救急外来でみた消化器内科の宮内輝晃君が「あなたの病気は和漢診療科でみてもらうのがよい」と紹介してくれた。そして驚いたのは、その院内紹介状(電子カルテのメール)には、「脈が浮いて弱く、胸脇苦満《きょうきょうくまん》が認められるのでわたしは柴胡《さいこ》桂枝湯《けいしとう》が良いと考えました」と記されていたことである。

後にわかったことは、この宮内君は学生時代から漢方医学に興味があり、わたしの後輩である鹿島労災病院の伊藤隆君(現在、東京女子医科大学教授)の外来診療の見学をした経歴の持ち主であった。

反復《はんぷく》する上腹部痛であるから、消化器内科では、上部消化管内視鏡検査(胃の内視鏡)や胆嚢《たんのう》や膵臓の超音波《ちょうおんぱ》検査、あるいは血液検査を何度もおこなったが、異常はなかった。治療として抗コリン剤(ブスコパン)の注射が有効であることから、消化管の痙攣《けいれん》が起こっていることは確かなようである。ブスコパンには飲み薬もあるので、これを毎日定期的に服用していれば腹痛発作は起こらない道理であるが、ブスコパン錠を毎日服用すれば胃腸はまったく運動を停止し、便秘や吐き気に悩まされることになるので、このような治療法を採用するのは不可能である。

漢方医学的に診察したところ、右側の肋骨弓《ろっこつきゅう》の下に筋肉の緊張があり、これを押すと胸のなかに突き上げるような不快感を訴えた。胸脇苦満《きょうきょうくまん》という徴候である。腹部の皮膚は汗ばんでおり、上熱下寒《じょうねつげかん》(顔面のほてりと下肢の冷え)がみられたことから、これは宮内君の診断どおり柴胡桂枝湯が適応となる証を示している。そこでこの方剤を投与したところ、それ以来、五ヶ月間、まったく腹痛発作は起こらなくなっている。

この患者さんの病症は、胃壁《いへき》に血液を送る腹腔動脈《ふくくうどうみゃく》の細く枝わかれした部分が痙攣し、胃壁の一部に血液供給の障害が起こるための腹痛であると推測される。推測にとどまるのは、その証拠をCTスキャンやMRI画像ではとらえられないのである。

⁂

それにしても教育というものはすばらしい。医学教育の新カリキュラムに漢方医学が導入されたのが二〇〇一年からであり、さらに喜ばしいことは、二〇〇二年からは薬学教育の新カリキュラムにも、医学教育のものよりも充実した内容の漢方医学のカリキュラムが導入されたのである。宮内君が一〇年早く生まれていたなら、医学部で漢方医学の講義を受けることもなく、臨床《りんしょう》の実際を見学に行くこともなかったであろう。わたしはこの新カリキュラムが全国医学部長会議で検討された当時、まことに幸運にも医学部長の職にあり、漢方医学を組みこむように努力し、これに成功したが、その成果を目の当《まあ》たりにしてほんとうに良かったと感無量《かんむりょう》である。

# 第二章　和漢診療学とは何か

## 一　漢方医学の叡智と西洋医学の科学的研究

漢方医学は、二〇〇〇年にわたる経験の蓄積から成り立っている。血液検査もなければレントゲン写真の技術などまったくない時代の医術《いじゅつ》であるが、それ故《ゆえ》に人間の持つ五感を研《と》ぎ澄《す》まして、患者さんの心と体をマクロ的な「全体性」の視点で詳細に観察している。しかも、こうしてとらえた心身のゆがみを治す具体策も書き残してくれているのである。この人類の叡智《えいち》を十分に活用しないのでは、宝の持ち腐《ぐさ》れである。

この漢方医学の叡智と西洋医学の科学的研究成果の両者を活用する治療学が、和漢診療学である。これはわたしの造語であるが、『広辞苑』にも採録《さいろく》されている。「はじめに」の図1にルービックキューブの写真を掲げたが、ただ東西の両面を別々に見るのではなく、両方をいっしょに見ると、その根っ子にある部分も見えてくる。つまり上面も見えるのである。この三つの面を見て、部分を全体性のなかで考えるという、まったくあたらしい知の世界を創ろうというのが和漢診療学なのである。

後の第六章の「日本における漢方の歴史」の冒頭に、わたしがなぜこの道を志したかを記すが、一九七九年に当時新設された富山医科薬科大学附属病院の和漢診療室に赴任した際に、すでに「和漢診療室」の名称は大学側が用意していた呼称《こしょう》であった。これは、この大学に附属して生薬《しょうやく》の科学的研究をしている「和漢薬研究所」があったので、この基礎研究と臨床の橋渡しを担《にな》う部門という位置づけから採用された名称であったとわたしは考えている。

赴任当時、いまだ滅亡の危機に瀕《ひん》していた漢方医学の継承と発展は急務であったので、「漢方」へのこだわりから、当初わたしは「和漢診療室」という名称に少しの違和感を抱いたが、その後、冷静にこの呼び名を考えると、時代を先取りした概念を包み込んでいることに気づいた。

『新約聖書』マタイ伝第九章の一節に、「新しいブドウ酒は新しい革袋《かわぶくろ》に入れなさい。そうすると古い酒も新しい酒も両方とも袋が破れることがなく保存できる」と記されており、「新しき酒は新しき革袋に盛《も》れ」ということわざにもなっている。ここでの「新しきブドウ酒」は、それまでのユダヤ教に代わるキリスト教の教えをさしているが、わたしは古いブドウ酒を漢方医学に、あたらしいブドウ酒を和漢診療学に読みかえることができることに気づいたのである。

ただし忘れてはならないことは、わたしたち和漢診療学を実践し、将来のさらなる発展をめざす者たちは漢方医学そのものの腕を磨《みが》くことが必須条件であり、漢方医学に専念する人々との緊密《きんみつ》な連携《れんけい》も重要である。

しかし、しかしである。再度、わたしが主張したいのは漢方医学のパラダイム（思考の枠組み）のなかだけに閉じこもっていては漢方医学の将来の無限の発展は望めないのである。なぜなら、このパラダイムには「どうしてそうなるのか」という疑問を解決する方法や手段をそれ自身では持っていないからである。

そこで、「漢方」というパラダイムに軸足《じくあし》を置きながら、西洋医学のパラダイムとの間にある壁を破り、未来指向の治療学を展開したいという野望のもとに、わたしは「和漢診療学」という造語をあらたに提唱することにしたのである。そして最近になって、この壁を破る作業が、実は漢方医学そのものの内容を豊かにするということに気づいたのである。

その具体例を三つ記し、わたしのめざす「あたらしい知の創造」である和漢診療学の姿を示してみたい。

## 二　【具体例1】胃腸薬が片頭痛を治す

第一章の症例一（頭痛と冷え症）に胃腸薬が片頭痛《へんずつう》を治す不思議を記したが、その解答は以下のとおりである。

近年の片頭痛に関する科学的な研究によると、片頭痛の起こるメカニズムは、最初に脳の表面の硬膜《こうまく》に分布する三叉《さんさ》神経《しんけい》に自然炎症《しぜんえんしょう》（細菌やウイルスによらないサイトカインなどの化学物質による炎症）が起こり、次々と化学物質が産生《さんせい》され、脳に血液を供給する内頸動脈《ないけいどうみゃく》の発作性の痙攣《けいれん》と、その後の血管の拡張が起こるとされている。そして視床下部《ししょうかぶ》の神経細胞から分泌《ぶんぴつ》されるオレキシンという物質が、初期の段階でこの炎症を制圧《せいあつ》するのだが、片頭痛の患者さんでは、このオレキシンが十分に産生されていないことが明らかにされている。

この視床下部には、オレキシン産生細胞のすぐ近くに食欲中枢《しょくよくちゅうすう》細胞があるが、オレキシンの不足はこの食欲中枢細胞の働きを弱めてしまうので、片頭痛を起こすような患者さんには食欲低下が見られるというのである。

そこでわたしは考えた。胃腸の働きを良くする漢方方剤は、このオレキシン産生細胞を元気にする働きを共通して持っているのではなかろうかと。そこで文献をさらに調査したところ、食欲低下に用いられる六君子湯《りっくんしとう》には、消化管でグレリンというペプチドを産生する作用があり、これが脳の視床下部に届いて食欲が改善することが明らかにされていた。このグレリンが食欲中枢細胞を元気づけるとすると、そのすぐ近くにあるオレキシン産生細胞も元気になり、片頭痛発作を起こらないようにしている可能性が高いのである。

この最後の部分の科学的証拠は得られていないが、近い将来かならず明らかにされると期待している。オレキシンが不足すると食欲中枢細胞の元気がなくなるのではなく、この二種類の細胞が同時に元気を失っていると考えることもできると、わたしは思う。

ともあれ、これらの漢方方剤はいずれも漢方医学でいう「気虚《ききょ》」(気の量の不足状態)を改善する薬剤であるから、漢方医学にとっては、気虚を改善する他の方剤にも片頭痛を治す可能性があるという、これまでにはまったく気づかなかったあらたな方剤の用い方が開けてくる。他方、西洋医学では片頭痛の治療ガイドラインに漢方方剤を用いるのが良い場合のあることがすでに記されている。

三〇年ほど前のこと、わたしは片頭痛の漢方治療の有効性を学会で発表するために、わたしを一度でも受診したことのある片頭痛患者さん全員について調査したことがある。その際、一度だけ受診したきり再び受診することがなかった患者さん数人にも、電話によってその後の経過を問い合わせた。そのうちの一人の答えは「処方していただいた四週間分のクスリ（桂枝人《けいしにん》参湯《じんとう》）を飲みましたら、その後まったく頭痛が起こらなくなりまして、先生のところにいく必要がなくなりました。失礼をお許し下さい」というものであった。このことは事実であり、これから推測すると、片頭痛をくりかえし起こしている悪循環《あくじゅんかん》のメカニズムはそれほど複雑なものではないことが想定《そうてい》される。クスリを止めても再び片頭痛に襲《おそ》われないという漢方方剤の存在価値は、想像以上に高い。

和漢診療学は図1のルービックキューブの三つの面を同時に見るものであると述べたが、この片頭痛に対するあらたなアプローチは西洋医学と東洋医学という二つの側面を見ているだけでなく、両者の根っ子の部分（キューブの上面）を見すえて、今後の研究計画の具体的な提案もおこなえるのである。

## 三 【具体例2】インフルエンザのあらたな治療戦略

具体例の第二は、インフルエンザの治療戦略のあらたな構築である。漢方医学の重要な古典に『傷寒論《しょうかんろん》』がある。この書物は西暦二一〇年ごろに成立したものであるが、当時、致死性《ちしせい》(死亡率)の極めて高い、インフルエンザに似た病気がパンデミック(広汎《こうはん》な爆発的流行)状態となり、これに対処するために書かれたものである。

このなかに麻黄湯《まおうとう》(麻黄《まおう》・桂皮《けいひ》・杏仁《きょうにん》・甘草《かんぞう》)が収載《しゅうさい》されており、まさしくインフルエンザにかかったときの症状が記されている。そこで今日ではインフルエンザに多用され、効果が確認されている。しかし、このクスリがなぜ、どのような仕組みで効果を発揮するのかはまったく不明であった。

わたしたちがインフルエンザのウイルスに感染した場合のことを考えてみよう。一匹のウイルスは、これを形作るための設計図としてRNA(リボ核酸《かくさん》)遺伝子を持っている。このRNAをわたしたちの鼻の粘膜《ねんまく》細胞(気道上皮《きどうじょうひ》細胞という)の細胞核の設計図であるDNA(デオキシ

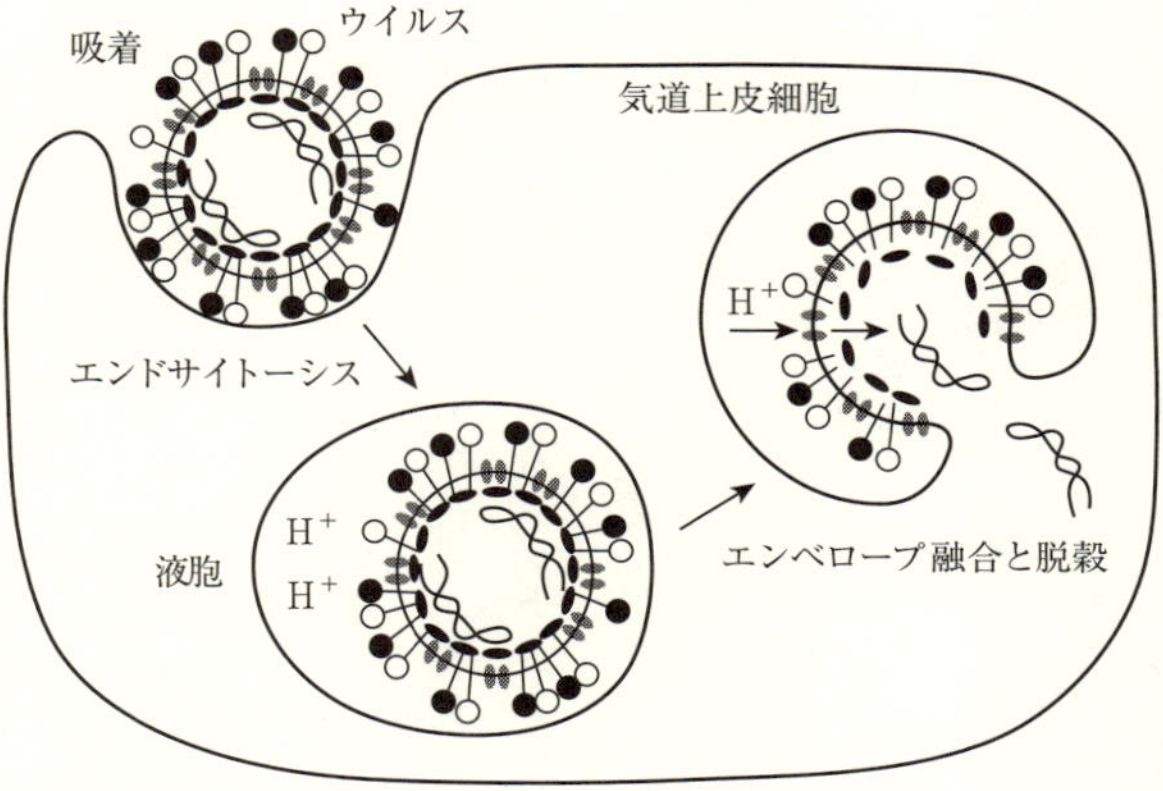


**図4** 気道上皮細胞におけるインフルエンザウイルスの感染初期

エンドサイトーシスとは細胞の外の物質を細胞のなかにとりこむこと．液胞のなかが酸性になると脱殻が起こるが，この酸性化を抑え脱殻を阻止する作用が麻黄のエピカテキンにある．エンベロープとはウイルス粒子をとりかこむ膜である．

リボ核酸）を利用してコピー（遺伝子転《てん》写《しゃ》）し、一匹がおびただしい数に増え、これが気道上皮細胞の外に出て、次々と気道の奥深くに侵入し、他の人にも感染させていくのである。

麻黄湯は、このインフルエンザ遺伝子のコピーをブロックしているに違いない。そこでわたしの後輩の萬谷直樹君がウイルス学者の落合宏教授の指導を得て研究をおこなったところ、図４にあるように、麻黄の成分であるエピカテキンというタンニン成分が、気道上皮細胞に取りついたインフルエンザウイルスを膜で包み込み、ＲＮＡ遺伝子のコピーをさせない作

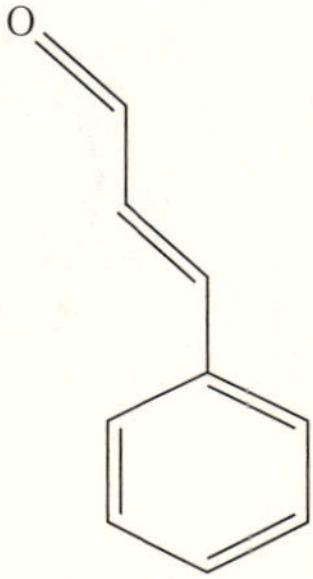

**図5** シンナムアルデヒドの化学構造

シナモンの香りの主成分である.

用を持つことが明らかになった。

これはアマンタジン塩酸塩《えんさんえん》(シンメトレル錠)に類似の作用であるが、シンメトレル錠がA型インフルエンザのみに有効であるのに対して、麻黄の成分はA型、B型の両方に有効であった。

また、もうひとりの後輩の林克美君が同様に落合教授の指導を得て桂皮について研究したところ、その成分であるシンナムアルデヒド(シナモンの香り成分)には、ウイルスのコピーは許すが、その次の段階で数十四のウイルスになるためのタンパク合成をさせない作用があることが明らかになった(図5、図6)。

一方、インフルエンザにオセルタミビル(タミフル錠)が用いられることは良く知られている。この抗《こう》ウイルス薬は二〇〇一年から保険適用となったが、中学生や高校生がこの薬剤を服用して異常行動を起こし、飛び降り自殺した例のあることも報道されている。それがタミフル錠によるものかは確定していないが、厚労省から注意喚起《かんき》がなされている。

この薬剤の開発は一九九六年のことであるが、中華料理で香辛料《こうしんりょう》として用いられる八角《はっかく》から

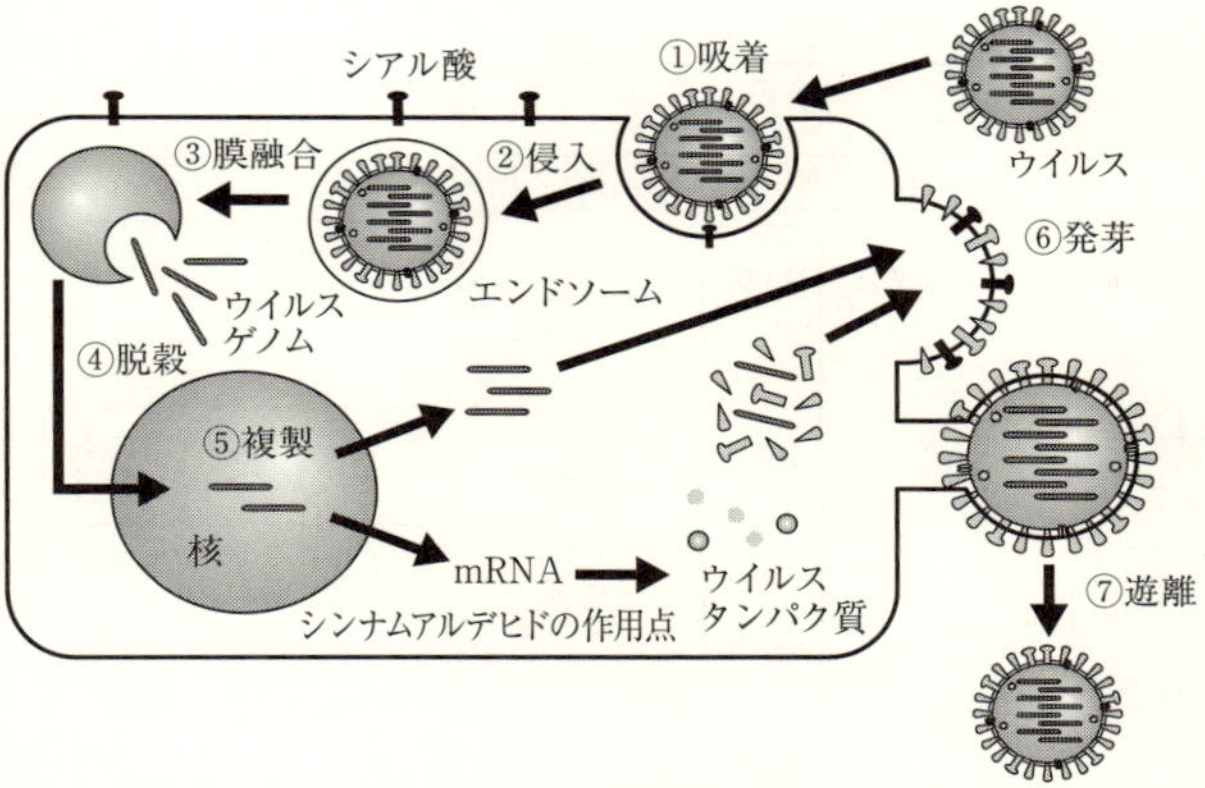


**図6**　シンナムアルデヒドの作用は，遺伝子転写の後のタンパク合成を阻止する

エンドソームとはウイルスが細胞内にとりこまれた状態．ウイルスゲノムとはウイルスのRNA遺伝子のこと．mRNAは伝令RNAと呼ばれコピーされた設計図である．
出典：菅谷憲夫編集『インフルエンザ診療ガイド 2014–15』(2ページ図1，日本醫事新報社)より引用．

抽出《ちゅうしゅつ》した化合物（シキミ酸）に数段階の化学反応を加えて開発された点は、生薬を守備範囲とするわたしにはとても興味深い。

ところでこのタミフル錠、あるいはザナミビル（リレンザ）の作用メカニズムは、細胞内に数多くふえたウイルスが細胞の外に放出されるのを阻止することが明らかにされている。

そこでわたしは考えた。小児や小中高生には麻黄湯を第一選択薬にする。重症化が予測されるものには麻黄湯とタミフル錠を併用するという、あらたな治療戦略である（次ページの図7）。

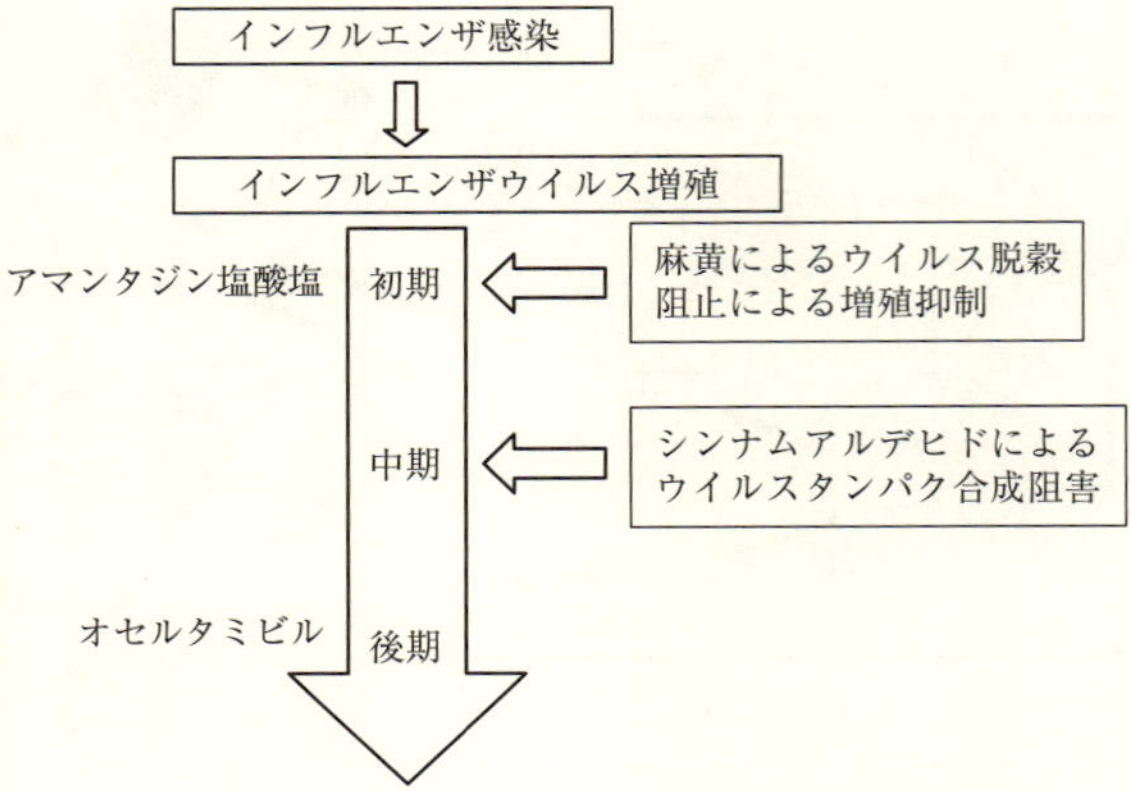


**図7**　インフルエンザに対するあらたな治療戦略

砂《さ》防《ぼう》ダムにたとえれば、いちばん上流にある麻黄、次の桂皮（シンナムアルデヒド）、そしてタミフル錠と三つのダムでウイルスの増殖を阻止することができるのである。それぞれの作《さ》用《よう》機《き》序《じょ》がわかったから描ける新戦略なのだ。

このような麻黄湯の持つ抗ウイルス効果は、A型、B型インフルエンザの両方に発揮される。

ところで、ウイルスにはさまざまな種類があり、同じ種類でも変異をくりかえしている。したがって『傷寒論』の時代に流行したウイルス（正確にはウイルスかどうかはわからない）と現在のものとでは、種類がまったく異なっていると考えるのが妥当である。

そこで、一八〇〇年前の麻黄湯についての記述のもっとも重要な意味がわかったのだ。つまり、麻黄湯というクスリは当時とはまったく種類のちがう現在流行中のウイルスに対応できている。ということは、今後起こることが予測される、未知で新型の致死性の高いインフルエンザに似た感染症にも、この麻黄湯を含めた漢方剤で対処できる可能性が十分にあることを示しているということである。

この際、麻黄湯の効果はこの抗ウイルス作用だけによるものではない点にも注目しておきたい。

このクスリには、たくみに生体防御《せいたいぼうぎょ》システムをフル稼働《かどう》させる力がある。インフルエンザのときに高熱が出るのは、血液中のプロテアーゼ(タンパク分解酵素《ぶんかいこうそ》)や、ウイルスを食べて消化するマクロファージなどの働きを高めるためであるが、麻黄湯はこの発熱が十分でないときに最適な体温にまで温度を上昇させる「発熱促進《そくしん》剤」なのである。ここが、発熱を停止させるアスピリンなどの解熱剤《げねつざい》と決定的に異なる点なのだ。そして目標とする体温を維持し、闘いに勝利した時点で、発汗による蒸散熱《じょうさんねつ》によって放熱《ほうねつ》し、体温を平常にもどすのである。この生体の防御メカニズムはホモ・サピエンスが登場して以来、変わっていない。したがって、先に述べたわたしの「ひらめき」は単なる楽観論《らっかんろん》ではないと考えている。

このように、漢方方剤に科学の光を当てると、あたらしいことが見えてくる。これに西洋医学の知を加えると、さらに普遍的な「知の創造」となる。

生体防御メカニズム（自然治癒力《しぜんちゆりょく》）に注目した「全体性」のなかで、抗ウイルス作用という「部分」の意味も同時に解明してゆく。これが和漢診療学のめざすものである。

## 四　【具体例3】腹部のサイン

漢方医学の診断学で腹部にみられる重要な徴候《ちょうこう》（サイン）に、胸脇苦満《きょうきょうくまん》がある。『傷寒論』に記されている徴候である。このサインは肋骨弓下《ろっこつきゅうか》（あばら骨の下）の腹筋が緊張しており、ここを押すと痛みを感じるというもので、このサインがあると小柴胡湯《しょうさいことう》など一群の柴胡《さいこ》を配合する方剤（柴胡剤《さいこざい》）を選択する根拠になる。第一章の症例八と症例一三には、この徴候を手がかりに方剤を決めたことを記した。

『傷寒論』が著《あらわ》されて一八〇〇年のときが経過したが、「どうして胸脇苦満が出現するのか」という疑問を持ったひとは細野史郎《ほそのしろう》先生（第六章参照）の他にはいなかった。また、心下痞鞕《しんかひこう》と

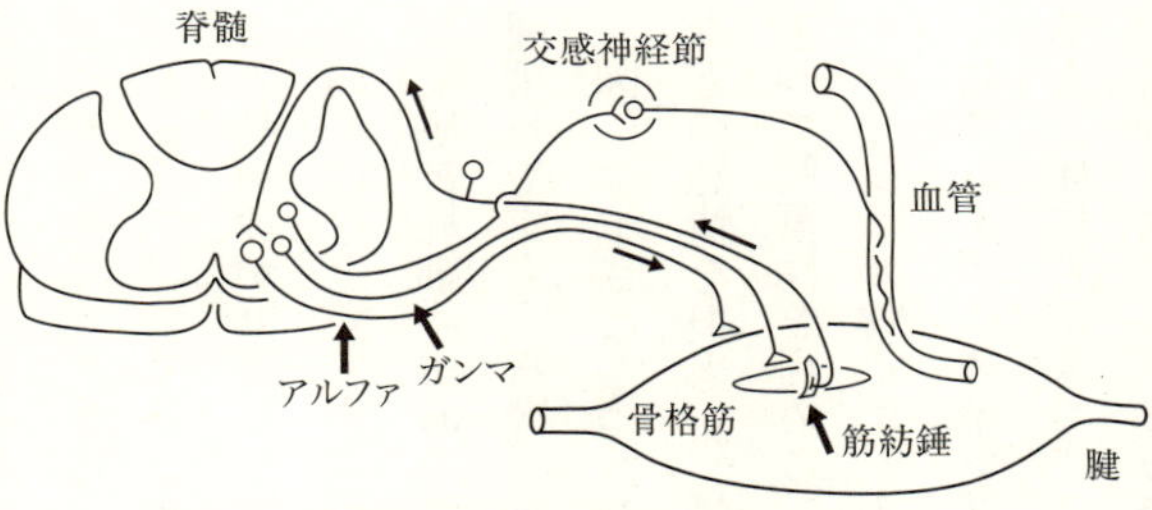


図8　伸張反射系と交感神経の神経回路

いうサインを「どのようなメカニズムで出現するのだろう」と疑問に思ったのは、わたしが最初だった〔参考文献六〕。

この胸脇苦満の発現《はつげん》メカニズムを、ごく最近明らかにすることができた。結論的にいうと、横隔膜《おうかくまく》の異常緊張によるものである。その発見のプロセスを記してみよう。

まず予備知識として、骨格筋《こっかくきん》とその神経回路について説明したい。皆さんがたぶん経験していることだが、膝《ひざ》を組んで、膝のお皿の下をハンマーや手の側面でポンとたたくと、足がピクッとはねあがる。これは「筋肉が突然にひきのばされたぞ。これ以上伸びると危険だよ」という信号が脊髄《せきずい》に送られ、筋肉が収縮《しゅうしゅく》する反射である。これを「伸張《しんちょう》反射」と呼んでいる。この反射が起こる仕組みを図8に示した。

ステップ①　筋肉が受動的《じゅどうてき》に引き延ばされたことを、筋肉のなかにある筋紡錘《きんぼうすい》というセンサーが感知して電気信号を脊髄に送る。

ステップ②　この信号が脊髄のアルファ運動神経細胞を興奮させ、大腿四頭筋《だいたいしとうきん》(ももの筋肉)を収縮させるのである。

ところで、このセンサーである筋紡錘は脊髄のガンマ運動神経細胞によって支配されている。この筋紡錘が緊張して縮むということは、センサーの感度を高め、筋肉が「引き伸ばされた」と同じ信号を発生するので、その信号を受けた骨格筋は収縮することになる。脊髄にはこの他に交感神経細胞《こうかんしんけい》があって、この運動細胞は血管の収縮を起こし、さらにガンマ運動神経細胞を興奮しやすくする機能をもっている。図8には、この経路も示してある。

図には示さなかったが、この脊髄の運動神経細胞は、脳にある大脳辺縁系《だいのうへんえんけい》(喜怒哀楽《きどあいらく》や恐れなどの感情を担当)から視床下部《ししょうかぶ》を経由して脊髄に向かっておりてくる交感神経の刺激信号によって興奮性を高めるシステムになっている。

わたしはかつてゴルフを楽しんだが、ボールをセットしないで素振りをしているときはまことにスムーズにスイングができるのだが、ボールをティーアップし、しかも目の前に池でもあると、体に力が入ってミスショットとなるのが常であった。精神的な緊張はこの交感神経の刺激信号を大きくするので、ガンマ運動神経細胞を興奮させ、骨格筋が全身で収縮する。つまり

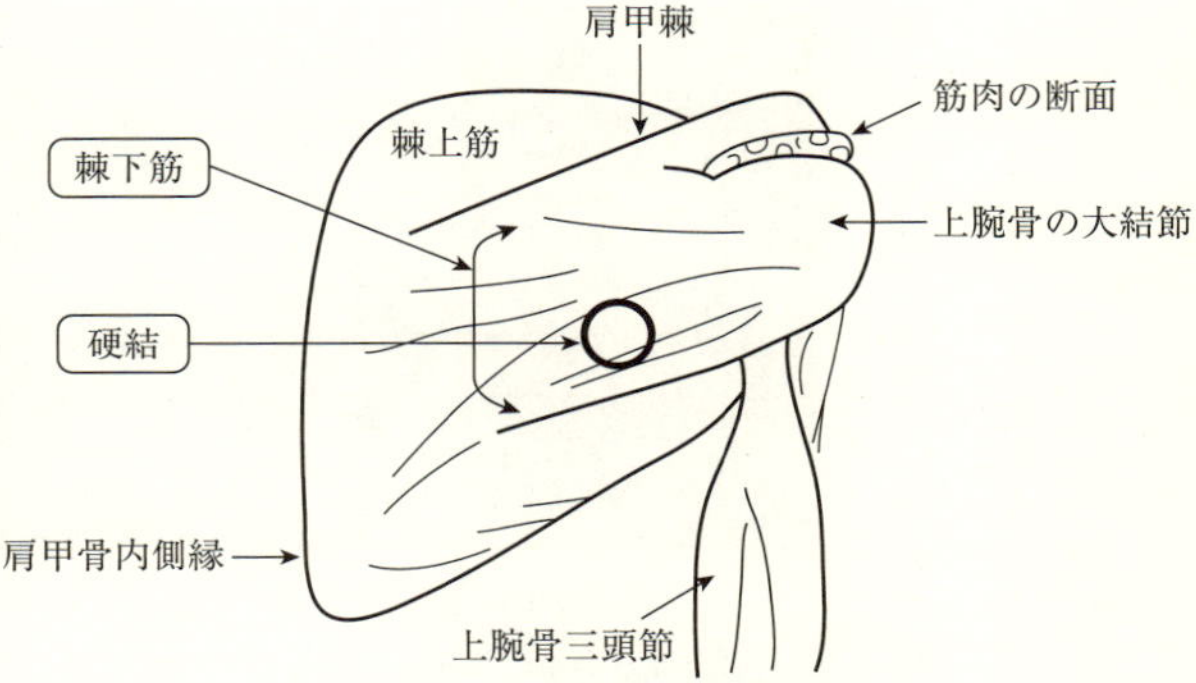


図9　棘下筋硬結の出現部位

「体がかたくなった」、「力の入った」状態になってしまう。いっしょにプレーをしていた友人からも、「ガチガチに力が入っているよ」と言われてしまう。あまりに失敗が続くので、わたしはゴルフをやめてしまった。あらゆるスポーツの一流選手は練習に練習を重ねることによって、メンタルの面で平常心で緊張場面に臨めるように訓練しているにちがいない。平常心を保つことは交感神経の刺激信号を減らし、むだな力がはいらない最善の方策なのである。

さていよいよ本題にはいる。

第一の発見は、この胸脇苦満というサインが、肩甲骨《けんこうこつ》にある棘下筋《きょくかきん》のシコリ(硬結《こうけつ》)に鍼《はり》を刺《さ》してゆるめると、消えてしまう現象を見出したことであった(図9)。腹部の徴候だからといって、腹部だけを見なかったのがよかった。

なお、鍼と聞くと縫《ぬ》い針をイメージして恐ろしくなる人がいるが、図10の写真のようにその太さは通常〇・二ミリ前後であり、刺しても痛みはほとんど感じない。わたしの髪の毛と縫い針を比較するために示した。

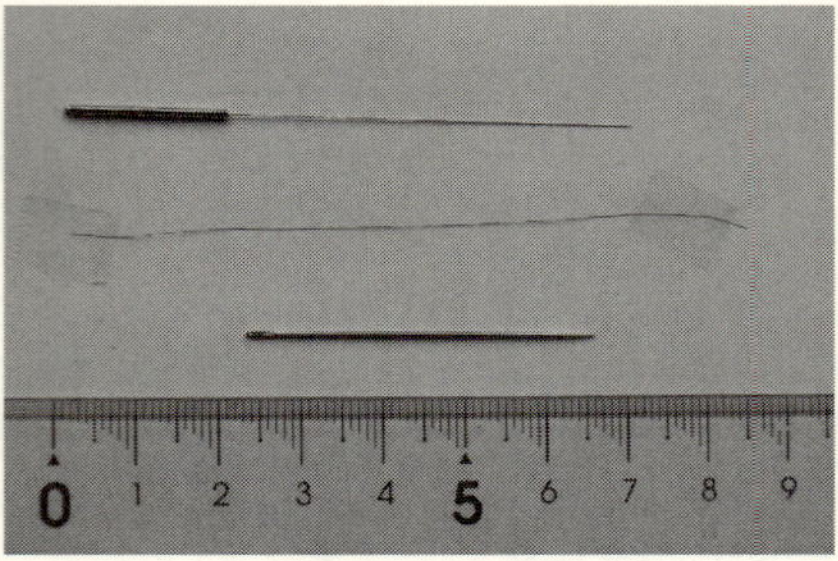


**図 10　鍼の実物写真**

直径は 0.2 mm である．比較のために毛髪（中段）と縫い針（下段）を掲げた．

第二ステップとして神経解剖学の知識を動員した。棘下筋は頸髄《けいずい》の第五・六髄節《ずいせつ》の支配下にある。一方、呼吸運動の主体である横隔膜は頸髄の第三・四・五髄節からはじまる横隔神経の支配下にあることに気づいた。頸髄の第五髄節で両者は重なっているのである。とすると、棘下筋のシコリに鍼を刺すことによる入力信号が、脊髄のなかで横隔神経のアルファとガンマの運動神経細胞の活動にブレーキをかけることが想定された。つまり、横隔膜の異常な緊張状態を棘下筋への鍼刺激《はりしげき》がゆるめたのである（図11）。

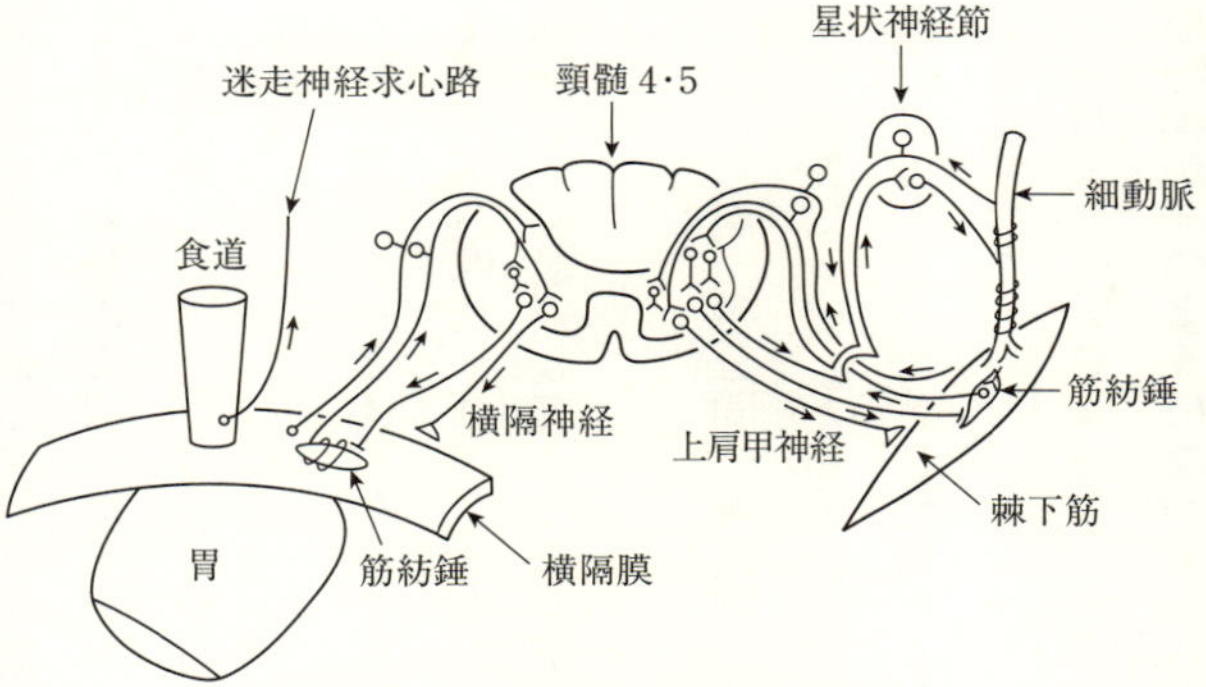


**図 11　棘下筋と横隔膜の神経支配**

左に横隔神経，右に上肩甲神経を別々に示したが，実際にはこれら二つが重なる形で同じ神経回路が形成されているので，棘下筋からの入力信号はただちに横隔神経の運動細胞に伝わる．

第三ステップではその証拠をつかまなくてはならない。横隔膜の異常な緊張状態が胸脇苦満というサインの本態《ほんたい》であるとすると、このサインを持つ患者さんでは呼吸機能に異常が出るはずだと思いついた。息を吸い込むのは主に横隔膜が十分に収縮して肺を拡張したときで、息を吐《は》き出すときはゆったりと横隔膜を弛緩《しかん》、つまりゆるめさせなければならない。しかし、胸脇苦満のある人では十分に横隔膜が弛緩できないに違いないと考えたのである。

呼吸機能というとむずかしく聞こえるが、肺活《はいかつ》量《りょう》(思い切り息を吸って、思い切り吐き出す空気の量)を測定するだけの話である。

そこでこのサインを持つ患者さんで、胸の圧迫感を訴える人に検査の目的を説明し、同意を得たうえで、鍼治療をおこなう前に肺活量を測定した。その後に腹ばいにベッドに寝てもらい、肩甲骨の棘下筋のシコリに鍼を一〇分間刺しこんだ状態にして、シコリをゆるめた。これが終わったあとで、もういちど肺活量を測定したのである。

肺活量は身長と体重から予測値が計算できるが、このサインを持つ患者さんでは予測値の七五〜八〇%にとどまり、十分に空気を吸い込み、吐き出すことができない。この結果から、横隔膜が硬く緊張していることがわかった。専門用語で拘束性呼吸機能障害《こうそくせいこきゅうきのうしょうがい》と呼ばれる異常である。

ところが一〇分間の鍼治療の後での肺活量は三〇〇ミリリットル近く増加し、予測値の八五〜九〇%に改善したのである。患者さんも「息が楽になりました」とか、「このあばら骨のあたりのふさがった感じが消えました」と言ってくれた。これで、胸脇苦満というサインの本態が見えてきた。

第四ステップでは、このサインを見つけだすためには肋骨弓下《ろっこつきゅうか》を指で押すのだが、このとき、横隔膜がどのようになっているかを画像でとらえることにした。そこでわたしの同僚の放射線科部長、荒瀬佳子先生に相談した。「この画像を撮るのにはCTスキャンが良いでしょうか、MRI（核磁気共鳴《かくじききょうめい》）が良いでしょうか」と。荒瀬先生は「考えてみますので数日、時間をください」とのことであった。

二日後に「わかりましたよ」というお声がかかり放射線部に出向くと、「こんな画像で先生の目的に適《かな》うかしら」とMRI画像を見せてくださった。放射線技師さんが自分の右手の指で肋骨弓の下を押して（次ページの図12）、それから撮影した画像が目の前にあった（図13）。この件はわたし自身がモデルになるつもりで相談したのだが、考えてみると、わたしの胃は手術のために半分しかないので、このようにきれいな画像は撮れなかったのである。

あばら骨の下を手指で押すと、この画像から横隔膜は一三〇％引き伸ばされることがわかったのである。図12に示したように、手指で数センチ押すという操作がこれだけ横隔膜に影響を与える。これは想像以上の結果で、これでは横隔膜が緊張している患者さんが「押されると苦しい」と言うはずだと理解できた。

これで、胸脇苦満というサインが、横隔膜の異常緊張状態と深く関係することを明らかにすることができたのである。

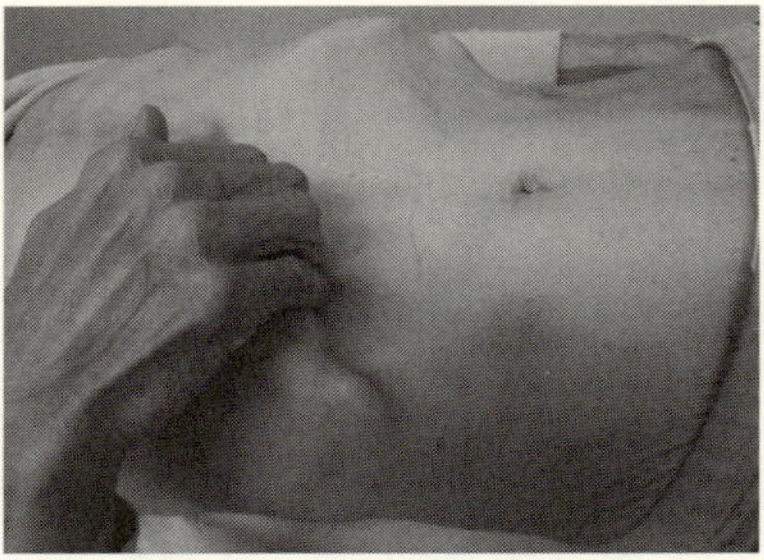

図 12　右肋骨弓の手指による圧迫

MRI 撮影装置の構造上の制約から，自分の手指で圧迫し，撮影した．

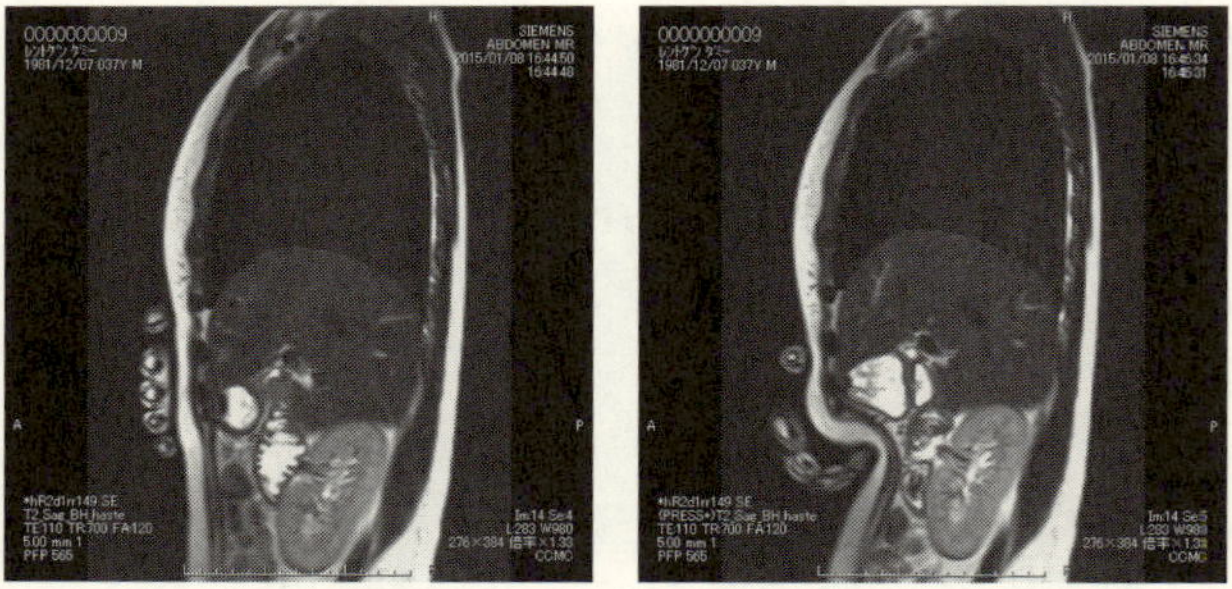

図 13　手指で圧迫する前（左）と後の MRI 画像（矢状断）

二つの画像は，ともに左が身体の前面，右が背中側である．矢状断（しじょうだん）とは，魚を三枚におろすのと同様に体の長軸にそって切断したものである．

上半分の黒い部分が肺，その下の円弧状の構造物が横隔膜である．

手指による圧迫で，上に凸の円弧状の横隔膜が強く伸展挙上している．

出典：巻末の参考文献 7 より引用．

さらに明らかになったことは、人間の情動《じょうどう》（喜怒哀楽）に関係する大脳辺縁系からの交感神経の刺激信号が、このサインの発現《はつげん》に関与することである。漢方医学の五臓論《ごぞうろん》（第三章参照）には心身の相関が記されているが、神経生理学や解剖学の知識からも、心と体が密接に関連していることが、この臨床的な研究で明らかになったと考えている。

しかも、この生体反応システムの解明によって、胸脇苦満というサインが柴胡剤（柴胡を配合する一群の方剤）を選択する情報としてだけでなく、さらに幅広い方剤選択のヒントとなることにつながったのである。なぜかというと、横隔膜の異常な緊張を引き起こす原因は胸膜炎《きょうまくえん》による横隔膜への刺激や心不全《しんふぜん》による肝臓《かんぞう》重量の増加などさまざまであり、このような原因も考えに入れると、今後の方剤選択にも良いことがわかったからである。つまり、和漢診療学の発展が漢方医学そのものの診断精度を高めることになったのだ〔参考文献三〕。

一方、現代医療への貢献という視点では、「空気が十分に吸えない感じがする」とか「胸全体が締めつけられるようだ」と訴える患者さんで拘束性呼吸機能障害と判明した場合に、これまでは良い治療法がなかったが、今回の研究によって、このような患者さんには柴胡桂枝湯《さいこけいしとう》などの漢方方剤で対処する方法があることを示すことができたと考えられるのである。

また、ここでは鍼を刺す（正式には鍼の刺入《しにゅう》）という鍼灸医《しんきゅうい》学《がく》の方法も用いたが、実をいうと、鍼灸医学のパラダイムのなかだけにとどまっている人には、この棘下筋のシコリが胸脇苦満と関連することは発見できなかったとわたしは思う。また、漢方医学のパラダイムのなかに閉じこもっている人にとっても思いもよらない発見なのだ。

この作業が語りかけることは、和漢診療学の知に鍼灸医学の知も加えて、キューブ（立方体）のもう一つの側面も見たほうがよいというものである。図1のルービックキューブの手前を少しもちあげると下面ものぞける。この下面が鍼灸医学である。鍼灸医学も、「全体性」のなかで問題を解決する心身一如《しんしんいちにょ》のノウハウを持つ医学である。四つの側面が見えれば、また別の世界が広がる。わたしは胸がわくわくしてきた。

# 第三章　漢方医学の病態のとらえかた

漢方医学の基盤《きばん》を形成している、病気の見方、考え方は西洋医学のそれとは大きく異なっている。一つは「気《き》の思想」に立脚《りっきゃく》していること。二つめは内臓の機能に精神的要素も加え、その相互関係でとらえていること(五臓論《ごぞうろん》)。そしてもう一つは「陰陽論《いんようろん》」を活用していることであると要約できる。

そこで本章では、この三つの事柄について考えてみたい。

## 一　気の思想と病態、気血水論

### 気の思想とは

古代中国の思想家に老子《ろうし》という人がいた。紀元前六世紀ごろに活躍したとされ、『史記《しき》』に伝記が記されている。この人はいわゆるタオイズム(Taoism)の創始者である。

その根幹《こんかん》となる思想は、宇宙の万物《ばんぶつ》は本来「無《む》」であり、われわれが「存在する」と認識している事柄は、関係性のなかでの意識の働きによるものに過ぎないというのである。そして宇宙や人体に働く流動的なエネルギーを想定し、これを「気《き》」と呼んだ。人間存在は宇宙の流動的なエネルギーが一つの水の泡《あわ》のように集まることにより成り立っており、死ぬということは泡がはじけてまたエネルギーの場にもどるのである。この思想は荘子《そうし》により受けつがれたので、「老荘思想《ろうそうしそう》」と呼ばれる。

荘子はこう記している。「人《ひと》の生《せい》は気の聚《あつ》まるなり。聚まればすなわち生《せい》を為《な》し、散《ち》ればすなわち死を為す」(『荘子』新釈漢文大系、明治書院)。

そして、この気の思想は孔子《こうし》や孟子《もうし》など中国の戦国時代の思想家にも影響を与えている。その一つの具体例が、孔子の『易経《えききょう》』(周易《しゅうえき》)であるとわたしは考えている。というのは、「老荘思想」ではTao(道)が一を生み、その一が陰陽の二気《にき》を生み、その陰陽が万物を生み出すと考えているが、この陰陽に注目してさまざまな現象を分析し、将来予測をおこなう思想が『易経』を構成しているからである。

この「老荘思想」は、医学にも強い影響を及ぼした。その結果として生まれたのが『黄帝内経《こうていだいけい》』(紀元前後に成立)である。この漢方医学の古典は、「気」を基盤に病態生理学《びょうたいせいりがく》(病気の起こるメカニズム)を記した著作であるが、この「気の思想」を採用することによって、われわれ人間存在は心身一如《しんしんいちにょ》(心と体は不可分《ふかぶん》)であるという医療思想を生んでいるのである。

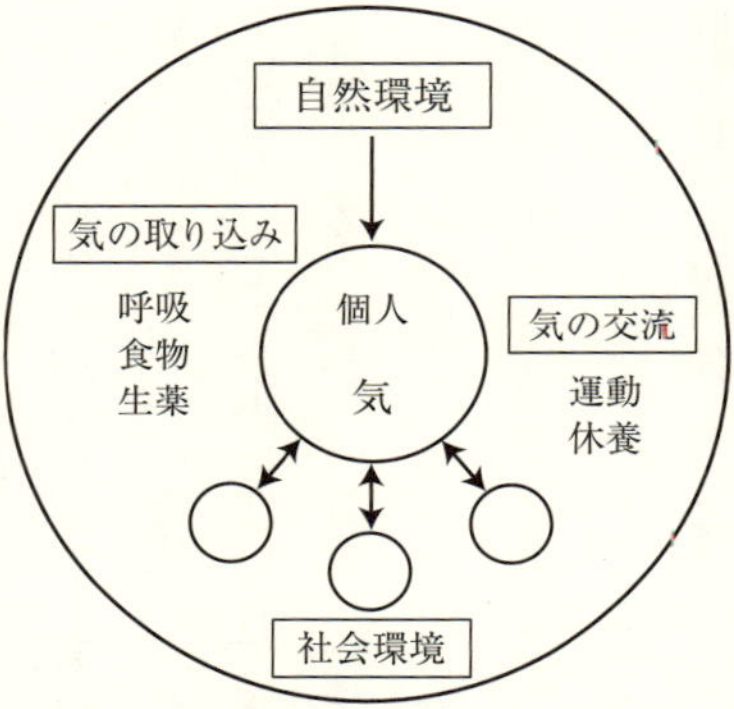


**図14** 気の思想にもとづく個人の位置づけ

生命体は，気が水泡のように閉鎖空間を作ったものである．

そのイメージを図示したものが図14である。この図から、人間存在は大自然のなかにある小さな閉鎖《へいさ》空間(小宇宙)であることがわかる。そして呼吸は大自然のエネルギーを体内にとりこむ重要なことがらであり、食物も自然界から与えられる。この体内の気の量と循環《じゅんかん》が順調であることが、天寿をまっとうする秘訣《ひけつ》なのだ。後の第七章にくわしく論じるように、西洋医学は「心と体は別のもの」という心身二《しんしんに》元論《げんろん》で成り立っているので、ここで東洋と西洋の大きな相違が生じてくるのである。

『黄帝内経』は医学書であるから、具体的な病態が記されている。それは「気血水論《きけつすいろん》」と呼ばれる。

生体内の気の量が不足した病態を「気虚《ききょ》」、そして気のめぐりが体内のどこかで滞《とどこお》った病態を「気鬱《きうつ》」、上半身につきあがり、のぼせた病態を「気逆《きぎゃく》」としたのである。さらに、この

「気」が液化して赤色を呈《てい》したものを「血《けつ》」とし、血の不足を「血虚《けっきょ》」、その鬱滞《うったい》と流通障害を「瘀血《おけつ》」と名づけている。

このほかに無色の体液を「水《すい》」または「津液《しんえき》」と呼び、不足状態を「津液枯燥《しんえきこそう》」、その身体内でのかたよった貯留《ちょりゅう》(たまり)を「水滞《すいたい》」あるいは「水毒《すいどく》」としているのである。

この『黄帝内経』は鍼灸医《しんきゅうい》学《がく》の重要な古典でもあり、経絡《けいらく》(気がめぐる高速道路網)と臓腑《ぞうふ》の関連などがくわしく記されている。

## 気　虚

ところで、この『黄帝内経』から始まり、日本の江戸期から現代に至る漢方の医学書の記述に見られる一般的な不都合は、たとえば「気虚」という場合、これに関連する症状があれこれと羅列《られつ》して記されているので、どれが重要であるのか統一的な見解を得るのが困難なことである。

したがって、たとえば気虚と診断された病症に対して、これを改善する方剤を投与し、その有効性を評価しようとする場合、一定の基準がこれまでなかった。これがなければこの種の臨

**表1　気虚の診断基準**

| 気虚スコア | | | |
|---|---|---|---|
| 身体がだるい | 10 | 眼光・音声に力がない | 6 |
| 気力がない | 10 | 舌が淡白紅・腫大(しゅだい) | 8 |
| 疲れやすい | 10 | 脈が弱い | 8 |
| 日中の睡気 | 6 | 腹力が軟弱 | 8 |
| 食欲不振 | 4 | 内臓のアトニー症状[1] | 10 |
| 風邪をひきやすい | 8 | 小腹不仁[2] | 6 |
| 物事に驚きやすい | 4 | 下痢傾向 | 4 |

総計30点以上を気虚とする．いずれも顕著に認められるものに該当するスコアを全点与え，程度の軽いものには各々の1/2を与える．

注1：内臓のアトニー症状とは，胃下垂，腎下垂，子宮脱，脱肛などをいう．

注2：小腹不仁とは，臍下部の腹壁トーヌスの低下をいう．

床研究は不可能である。

そこでわたしは、多数例において気虚と関連するとされてきた「あれこれ」のサインをチェックし、多変量解析《たへんりょうかいせき》（数多くの情報を同時に計算処理し、意味を取り出す方法）の手法を用いて診断に役立つ度合いに応じた点数（スコア）を付け、診断基準を作製したのである。気虚をはじめ、先に記したさまざまな病態について、順次、その診断基準について簡単な解説を試みたい。

表1にはわたしが提唱する気虚の診断基準を掲げたが、この診断項目には自覚症状（患者さんが自分で感じている症状）と他覚的所見《たかくてきしょけん》（診察によってわかる情報）とが併存《へいぞん》している。「気」は心の働きも身体の機能も区分せず統一的にコントロールするものであるから、併存は当然のことである。

この診断基準が意味するもうひとつのことは、健康な状態と病気というものは連続的なものであるということである。三〇点以上の人は治療を必要とするあきらかに気虚という病態であるが、それでは二五点の人は健康といえるだろうか。この二五点のときに、食事をはじめとする日常生活をみなおし、反省すべきことはないかをチェックし改善を試みる。こうするとスコア値は低下して、健康な状態にもどれるのである。

このような完全には健康とはいえない不具合を修正することを、漢方医学の世界では「未病《みびょう》を治す」というのである。未病は「いまだ病《や》まず」ということだが、完全な健康からはズレており、これを治すのである。すばらしい考え方だとわたしは思う。

西洋のものの見方の特徴のひとつは、「これか、あれか」(either-or)とはっきりと決める点にある。病気か健康か、どちらかに決めたがる。しかし、現実はグレーゾーンもあるのであって、健康か病気かと明確には区分できない。ところが西洋では、「健康と病気は連続したものです」などということは受け入れられない。

わたしは東洋の思想のほうに軍配《ぐんばい》をあげたい。七〇年間生きてきたわたしに言わせてもらえば、人間存在のありようは、「これか、あれか」では決められないことが山ほどあるのである。

人はだれでも健康で長生きしたいと思う。そのためには命の源《みなもと》である気の量を保つことが最重要課題である。そこで、気虚の治療方剤がたくさん開発されてきた。代表的なものは補中益《ほちゅうえっ》気湯《きとう》、六君子湯《りっくんしとう》、人参湯《にんじんとう》、小建中湯《しょうけんちゅうとう》である。これらは同じく気虚を改善するが、どれを選ぶかは、それをとりまく脈の性状、腹部にあらわれているサインなどによって決まる。

補中益気湯を用いる証《しょう》は、この章の三節に記す陰陽論の少陽病期《しょうようびょうき》(九四ページ)の特徴をそなえており、疲れた感じがつよい。しかし、冷え症の傾向はなく、時に微熱《びねつ》を伴う。かるい胸《きょう》脇苦満《きょうくまん》がみられることがある。

六君子湯を用いるのは太陰病期《たいいんびょうき》の人で、脾胃《ひい》(胃とその消化機能)の虚弱が主となり、食欲がなく、胃がもたれる。

人参湯が適応となる証は太陰病期に属し、脾胃の虚弱がある点で六君子湯に似ているが、みぞおちの腹壁の筋肉がこわばっており、押すと痛む(心下痞鞕《しんかひこう》)。さらに冷え症の傾向があり、下痢を伴うことが多い。

小建中湯も太陰病期に属し、脾胃《ひい》の虚弱という点で先の二つの方剤に似ているが、腹直筋《ふくちょくきん》がピーンと緊張しており(腹皮攣急《ふくひれんきゅう》)、時に臍《へそ》のあたりが痛むことがある。心下痞鞕をあらわすこ

表2　気鬱の診断基準

| 気鬱スコア | | | |
|---|---|---|---|
| 抑うつ傾向[1] | 18 | 時間により症状が動く[2] | 8 |
| 頭重・頭冒感 | 8 | 朝起きにくく調子が出ない | 8 |
| 咽のつかえ感 | 12 | 排ガスが多い | 6 |
| 胸のつまった感じ | 8 | 曖気(げっぷ) | 4 |
| 季肋部のつかえ感 | 8 | 残尿感 | 4 |
| 腹部膨満感 | 8 | 腹部の鼓音 | 8 |

いずれも顕著に認められるものに当該スコアを与え，程度の軽いものには各々の1/2を与える．総計30点以上を気鬱とする．

注1：抑うつ傾向とは，抑うつ気分，物事に興味がわかない，食欲がない，食物が砂をかむようで美味しくないなどの諸症状から，その程度を判定する．

注2：時間により症状が動くとは，症状が変動すること．

とはない。腹直筋が緊張しておらず、腹部が軟弱だけである場合もあるが、胃のもたれなどの上腹部の症状は伴わない。この方剤の具体例を、第一章の症例一二「唄を忘れたカナリア」に掲げた。

## 気鬱

次に気鬱《きうつ》について話を進めたい。

気は体内を常にめぐっている。この循環の高速道路を、経絡《けいらく》と呼んでいる。この気が咽《のど》のあたりで渋滞したり、腹部で渋滞したりすることがあり、これを気鬱と呼ぶのである(表2)。抑《よく》うつ気分になったりするが、西洋医学でいう「うつ病」ではない。代表的な治療方剤には、香蘇散《こうそさん》と半夏厚朴湯《はんげこうぼくとう》がある。

香蘇散は太陽病期《たいようびょうき》に属するので、冷え症の傾向はない。風邪の初期で、何となく皮膚の表面に違和感があるときに用いられる。慢性的な気鬱の状態に用いることもできる。頭にものをかぶせられたようなうっとうしい感じ、腹部にガスが多く気分がすぐれないときである。

わたしは抑うつ気分の人にはこの香蘇散をまず試してみて、効かなかった場合には「こころのクリニック」に紹介し、「うつ病」としての治療をしてもらうようにしている。

半夏厚朴湯は咽のあたりに物がつかえたようだと訴える患者さんに用いるが、この他にもさまざまな気分の不調に広く応用できる。その具体例は第一章の症例一〇「膵臓《すいぞう》がん術後」に掲げた。

わたしの親友である北里研究所東洋医学総合研究所の花輪壽彦《としひこ》教授は、この二つの方剤を用いる達人であるが、その違いを教えてくれた。香蘇散が効く患者さんは訴える症状があいまいで、自分自身でその不調を何と表現してよいのかわからない。一方、半夏厚朴湯が効く患者さんはメモ用紙にこまごまと不調を列記してくるというのである。その後、わたしもこの点に注目して診療にあたっているが、これは確かに役立つ教えである。

## 気逆

気逆《きぎゃく》の診断基準を表3に示した。気が上半身、とくに顔面・頭部につきあげている状態である。上熱下寒《じょうねつげかん》として観察される。顔がほてるのに足は冷える。このつきあげが突然にはげしく起こる病症を、奔豚気《ほんとんき》病と呼ぶ。パニック症状をあらわし、過呼吸発作を伴うことが多い。ただし、パニック障害はうつ病のひとつの症状としてあらわれることがあるので、この点に注意しなければならない。

二五年ほど前、わたしが富山医科薬科大学に勤務していた当時、同僚の土佐寛順君がこの奔豚気病の発症メカニズムを明らかにしてくれた。なにしろこの発作はいつ起こるかわからないので、研究するのがとてもむずかしい。ところが、ある日のこと、この病気の患

表3　気逆の診断基準

| 気逆スコア | | | |
|---|---|---|---|
| 冷えのぼせ[1] | 14 | 物事に驚きやすい | 6 |
| 動悸発作 | 8 | 焦燥感に襲われる | 8 |
| 発作性の頭痛 | 8 | 顔面紅潮 | 10 |
| 嘔吐(悪心は少ない) | 8 | 臍上悸[3] | 14 |
| 怒責を伴う咳嗽[2] | 10 | 下肢・四肢の冷え | 4 |
| 腹痛発作 | 6 | 手掌足蹠(そくせき)の発汗 | 4 |

いずれも顕著に認められるものに当該のスコアを与え，程度の軽いものには各々の 1/2 を与える．総計 30 点以上を気逆とする．

注 1：冷えのぼせとは，上半身に熱感があり，同時に下肢の冷感を覚えるもの．暖房のきいた室内に入ると誘発されるものがあり，これも 14 点を与えてよい．

注 2：怒責を伴う咳嗽(がいそう)とは咳こみが激しいこと．

注 3：臍上悸(せいじょうき)とは，腹壁の中央に軽く手を当てた際に触知する腹大動脈の拍動をいう．

者さんが胃の不調を訴えたので、バリウムによる胃の二重造影撮影《にじゅうぞうえいさつえい》をおこなうことにした。二重造影をおこなうには、バリウムを飲んだ直後に鼻から胃に送り込んだ細い管で空気を三〇〇ミリリットルほど注入して胃を膨《ふく》らませるのである。ところが、この空気を注入したところ、奔豚気が起こってしまい、検査は中止となった。

ところが、ここで引き下がらないのが土佐寛順君である。「胃のなかに空気を注入し、膨らませると奔豚気が起こる」ことに気づいた彼は、この患者さんに十分に検査の目的を話し、同意書に署名してもらった。

そして別な日に、次の手順で血液中のカテコラミン(副腎《ふくじん》や交感神経細胞から分泌《ぶんぴつ》されるホルモン)を測ることにしたのである。まず患者さんの肘《ひじ》の静脈にエラスター針という軟らかいフッ素樹脂製の針を入れ、血液がこの針のなかでかたまらないようにヘパリン液で血管を確保した。なぜこうしたかというと、採血のために注射針を刺すと、その痛みのためにカテコラミンが放出されてしまうからである。次に鼻の穴から空気を注入するための軟らかく細い鼻腔《びくう》ゾンデを挿入《そうにゅう》した。その後、患者さんにはベッドで三〇分間ほど安静にしてもらい、この時点で空気注入前の採血をした。そして空気注入後の一分、三分、五分、一〇分後に血液サンプルを採取し、カテコラミン濃度を測定したのである。

この結果、胃のなかに空気を注入すると、その直後に血液中のノルアドレナリン（カテコラミンのひとつ）が正常値の一〇倍にまで上昇することが明らかになったのである。このノルアドレナリンは主として交感神経の末端から放出される物質であり、心拍数や血圧を上昇させ、精神的には興奮状態となり、パニックのような非常な不安感を引き起こす。この臨床的な研究で、奔豚気病の発症メカニズムの一端が明らかになったのである。

この気逆の状態を改善する代表的な方剤には、苓桂甘棗湯《りょうけいかんそうとう》、良枳湯《りょうきとう》などがある。ところで、生薬の桂皮《けいひ》と甘草《かんぞう》が組み合わされた方剤には、この気逆を改善する効能がある。たとえば桂枝《けいし》湯《とう》には、この組み合わせが入っている。桂枝湯に配合されている桂皮の量を倍増した方剤を桂《けい》枝《し》加《か》桂湯《けいとう》と呼ぶが、これも奔豚気病に用いてよいことがある。当帰《とうき》四逆《しぎゃく》加《か》呉《ご》茱萸《しゅゆ》生姜《しょうきょう》湯《とう》にも桂皮と甘草が配合されており、気逆を治す作用がある。

先ほどの奔豚気の誘発研究について追加すると、この患者さんは苓桂甘棗湯ですっかり良くなった。

このことから、漢方医学がいう心身一如の世界を、カテコラミンという一つの物質の動きからのぞきみることができたのである。

さらに自律神経反射という点では「迷走神経、迷走神経反射」が知られているが、「迷走神経、交感神経反射」があることをあらたに明らかにすることができたのである。

## 血虚

血《けつ》の働きが衰えた病態を血虚《けっきょ》という。これは西洋医学でいう貧血ではない。漢方医学の世界では、血は体の構造を健全に保つ要素なのである。

数年前にテレビの育毛剤のCMで「髪は古来《こらい》、血餘《けつよ》とよばれ」ということばが映し出された。そのとおりで、血虚の診断基準（表4）に示すように、血が衰えると爪《つめ》や髪の毛が健全性を失うのである。乾燥肌にもなる。

この血虚を改善する方剤を「補血剤《ほけつざい》」と呼ぶ。四物湯《しもつとう》（当帰《とうき》・川芎《せんきゅう》・芍薬《しゃくやく》・地黄《じおう》）が代表的な方剤であり、当帰《とうき》飲子《いんし》、荊芥連翹湯《けいがいれんぎょうとう》などには四物湯が組みこまれている。

## 気血両虚

表4　血虚の診断基準

| 血虚スコア | | | |
|---|---|---|---|
| 集中力低下 | 6 | 顔色不良 | 10 |
| 不眠，睡眠障害 | 6 | 頭髪が抜けやすい[1] | 8 |
| 眼精疲労 | 12 | 皮膚の乾燥と荒れ，赤ぎれ | 14 |
| めまい感 | 8 | 爪の異常[2] | 8 |
| こむらがえり | 10 | 知覚障害[3] | 6 |
| 過少月経，月経不順 | 6 | 腹直筋攣急(れんきゅう) | 6 |

いずれも顕著に認められるものに当該のスコアを与え，程度の軽いものには各々の1/2を与える．総計30点以上を血虚とする．

注1：頭部のフケが多いのも同等とする．

注2：爪がもろい，爪がひび割れる，爪床部の皮膚が荒れてササクレるなどの症状．

注3：ピリピリ，ズーズーなどのしびれ感，ひと皮かぶった感じ，知覚低下など．

先に記した気虚とここに述べた血虚が二ついっしょに現れる病態もあり、これを気血両虚《きけつりょうきょ》と呼んでいる。

人参養栄湯《にんじんようえいとう》と十全大補湯《じゅうぜんだいほとう》が代表的な方剤であるが、これらには、気虚を改善する四君子湯《しくんしとう》と血虚を改善する四物湯の両方が配合されている。気も血も衰えてしまっている、大変に疲れ切った状態に用いる。

第一章の症例四「大動脈弁置換術《だいどうみゃくべんちかんじゅつ》」では術後の不整脈《ふせいみゃく》に炙甘草湯《しゃかんぞうとう》を用いたが、これも気血両虚を改善する方剤である。

## 瘀血

瘀血《おけつ》の定義は「スラスラと流通すべき血が、な

**表5　瘀血の診断基準**

| 瘀血スコア | | | | | |
|---|---|---|---|---|---|
| | 男 | 女 | | 男 | 女 |
| 眼瞼部の色素沈着 | 10 | 10 | 臍旁圧痛・抵抗　左 | 5 | 5 |
| 顔面の色素沈着 | 2 | 2 | 臍旁圧痛・抵抗　右 | 10 | 10 |
| 皮膚の甲錯[1] | 2 | 5 | 臍旁圧痛・抵抗　正中 | 5 | 5 |
| 口唇の暗赤化 | 2 | 2 | 回盲部圧痛・抵抗 | 5 | 2 |
| 歯肉の暗赤化 | 10 | 5 | S状部圧痛・抵抗 | 5 | 5 |
| 舌の暗赤紫化 | 10 | 10 | 季肋部圧痛・抵抗 | 5 | 5 |
| 細絡[2] | 5 | 5 | | | |
| 皮下溢血 | 2 | 10 | 痔疾 | 10 | 5 |
| 手掌紅斑 | 2 | 5 | 月経障害 | | 10 |

20点以下は非瘀血病態，21点以上は瘀血病態，40点以上は重症の瘀血病態．いずれも明らかに認められるものに当該のスコアを与え，軽度なものには1/2を与える．
注1：皮膚の荒れ，ザラツキ，ひびわれ．
注2：毛細血管の拡張，くも状血管腫など．

んらかの障害によりスムーズに流れなくなった病態」である。

その診断基準を表5に示した。

その治療方剤を「駆瘀血剤《くおけつざい》」と呼ぶ。桂枝《けいし》茯苓丸《ぶくりょうがん》、桃核承気湯《とうかくじょうきとう》、大黄牡丹皮湯《だいおうぼたんぴとう》、当帰《とうき》芍薬散《しゃくやくさん》、疎経活血湯《そけいかっけつとう》、加味逍遥散《かみしょうようさん》などが代表的な方剤である。この瘀血病態の科学的研究については第五章にくわしく記したので、ここでは省略するが、女性の性周期に伴うさまざまなトラブルを改善する効能がある。加味逍遥散が有効であった具体例は、第一章の症例八「介護疲れ」に掲げた。

ともかく漢方医学の古典には、女性の愁訴《しゅうそ》や悩みを解決する方剤が多い。なぜなのだろうかと考えたが、韓国ドラマ『チャングムの誓い』の日本語版の監修をさせてもらって気づいた。皇帝の健康を維持するのはもちろんだが、宮殿の後宮《こうきゅう》にはおおぜいの女性がいた。この人たちが健康であることは、とても重要であったのだ。このためにさまざまな試行錯誤《しこうさくご》がなされ、多くの方剤が開発されたのだとわたしは考えている。

表6　水滞の診断基準

| 水滞スコア | | | |
|---|---|---|---|
| 身体の重い感じ | 3 | 悪心，嘔吐 | 3 |
| 拍動性の頭痛 | 4 | グル音の亢進 | 3 |
| 頭重感 | 3 | 朝のこわばり | 7 |
| 車酔いしやすい | 5 | 浮腫傾向，胃部振水音 | 15 |
| めまい，めまい感 | 5 | 胸水，心のう水，腹水 | 15 |
| 立ちくらみ | 5 | 臍上悸[1] | 5 |
| 水様の鼻汁 | 3 | 水瀉性下痢 | 5 |
| 唾液分泌過多 | 3 | 尿量減少 | 7 |
| 泡沫状の喀痰 | 4 | 多尿 | 5 |

総計13点以上を水滞とする．
注1：臍上悸(せいじょうき)とは，臍部を軽按して触知する腹大動脈の拍動亢進．

## 水滞

水滞《すいたい》の定義は、「無色の体液(水《すい》)が体内にかたよって貯留《ちょりゅう》した病態」である。水滞の診断基準を、表6に示した。

この病態を治療する方剤を「利水剤《りすいざい》」と呼ぶ。五苓散《ごれいさん》、苓桂朮甘湯《りょうけいじゅつかんとう》、真武湯《しんぶとう》などが代表的なものである。この利水剤の科学的研究については第五章にくわしく記したので、ここでは省略する。なお、真武湯が有効であった症例を、第一章の症例一一「虚弱を絵に描いたような冷え症」に掲げた。

津液枯燥

津液枯燥《しんえきこそう》とは、無色の体液である水《すい》が不足した病態である。皮膚細胞の津液枯燥は、皮膚の乾燥と荒れを生じる。アトピー性皮膚炎などに伴ってみられることが多い。

第一章の症例五に「シェーグレン症候群《しょうこうぐん》」を掲げたが、これも唾液腺《だえきせん》細胞の津液枯燥と考えて良い。ここで用いた清熱補気湯《せいねつほきとう》の構成は、人参《にんじん》・白朮《びゃくじゅつ》・茯苓《ぶくりょう》・芍薬・当帰・升麻《しょうま》・五味子《ごみし》・麦門冬《ばくもんどう》・玄参《げんじん》・甘草の十味《じゅうみ》であるが、枯燥した水を補う効能という点でみると、人参と麦門冬の二つがとくに重要な役割を果たしている。

人参の性味《せいみ》(第五章に詳説《しょうせつ》する)は甘《かん》・微苦《びく》(あまく、ほんの少し苦い)、性は微温《びおん》(ほんの少し温める)で、その薬能《やくのう》は大補元気《だいほげんき》、安神益智《あんじんえきち》、健脾益気《けんぴえっき》、生津《せいしん》である。つまり、おおいに命の源の気を食物の消化吸収によって作りだし、精神を安定させて頭脳を明晰《めいせき》にし、消化器の働きを良くするという意味であるが、最後の「生津」というのは津液を作りだすということである。

麦門冬の性味は、味は甘・微苦、性は微寒《びかん》(ほんの少し冷やす)で、その薬能は潤燥生津《じゅんそうせいしん》、化《け》痰止咳《たんしがい》である。つまり、津液枯燥を潤《うるお》し、津液の不足の部分に水を送り込み、気道分泌《きどうぶんぴつ》の不足によって生じる咳《せき》を止める作用がある。

こうして清熱補気湯を考えてみると、西洋医学が持っていない「生津」のクスリということができる。西洋医学では補液《ほえき》といって、電解質溶液《でんかいしつようえき》を静脈から点滴《てんてき》する方法が一般的におこなわれており、脱水症《だっすいしょう》の治療などには極めて有効である。しかし、シェーグレン症候群の人に毎週のように補液をおこなうことは非現実的である。

漢方医学はこのように、気血水《きけっすい》の考え方とその具体的な対策を持っている。しかし、これらの異常は現在ルーチーンでおこなわれる血液検査ではわからないことがほとんどである。異常がなければ対策も立てられないのが西洋医学であるから、医師はイライラしてしまう。患者さんがしつこくつらさを訴えると、「わたしが何でもないと言っているのですから、何でもないのです。心配いりません」と言うことになる。

そう言われても、つらいものはつらい。わたしの診療を受けて「初めてわたしのつらさをわかってもらえた」と目に涙を浮かべる患者さんに出会うと、漢方医学を勉強してほんとうによかったと思う。読売巨人軍の長嶋茂雄さんが「巨人軍は永久に不滅《ふめつ》です」と引退のあいさつをしたが、「この氣血水あるかぎり漢方は永久に不滅です」とわたしは言いたくなる。

## 二　五臓論

『黄帝内経《こうていだいけい》』にはもう一つ、内臓(五臓六腑《ごぞうろっぷ》)についての興味深い記述がある。ただしこの五臓六腑の考え方が、漢方医学を学ぼうとするときの大きな障壁《しょうへき》(バリアー)になっている。その理由は、わたしたちは小学生のときから西洋医学の内臓の知識ががっちりと頭のなかにしまってあるので、『黄帝内経』の記す肝臓《かんぞう》、心臓、脾臓《ひぞう》、肺臓、腎臓《じんぞう》の説明を読むと、非常な違和感を持つのである。

しかし、わたしに言わせてもらえば、江戸時代の中期に杉田玄白《すぎたげんぱく》(一七三三〜一八一七年)らがオランダの解剖学書『ターヘル・アナトミア』の翻訳《ほんやく》にあたり、たとえばオランダ語のLeverを漢方医学の用語である肝臓という文字にしたところから概念の相違が生じたのであって、LeverをLever(つまり、現代医学で用いている肝臓という意味)のまま「レーベル」と表記して理解していれば、この混乱は回避できたのであるから、漢方医学の側の不行き届きでは決してないのである。ちなみに『解体新書《かいたいしんしょ》』の発刊は一七七四年である。

このような前提で漢方医学における五臓論を読んでいただきたい。この五臓論が成立した当時は脳の機能が不明であったので、これをおのおのの内臓に振りわけているが、実際の臨床ではこの考えが役に立つ場合も少なくない。そして何よりも魅力的なのは、多くの経験知《けいけんち》から、その相互の関連を身体の全体性のなかで展開している点であり、現代医療がともすれば臓器別、器官別に病態を認識していることと好対照の世界を展開しているのである。

以下に、五臓の機能を列挙《れっきょ》する。

## 肝　臓

肝臓は精神活動を安定化させる働きを持ち、新陳代謝《しんちんたいしゃ》をおこなう。血《けつ》を貯蔵《ちょぞう》し、全身に栄養を供給する。また骨格筋《こっかくきん》の緊張度をコントロールする。したがって肝臓が失調状態になると、精神が不安定となり、怒りやすくなる。また栄養状態も悪化し、筋肉がこわばり、肩こりや痙《けい》攣《れん》を起こすことになる。

### 心　臓

心臓は意識水準《いしきすいじゅん》を保ち、喜びの感情をコントロールし、睡眠・覚醒《かくせい》のリズムを調整する。また血を循環させる。したがって心臓が失調状態になると、失神、不眠、動悸《どうき》、口内炎《こうないえん》などを起こす。

### 脾　臓

脾臓は近代解剖学の脾臓と大きく異なっており、食物を消化吸収し、気の量を増す働きを持っている。こだわりの感情をコントロールし、血の流通を滑《なめ》らかにして血管から漏《も》れでるのを防ぐ。また、骨格筋の量を保つ。脾臓が失調状態になると、些細《ささい》なことにこだわって思い悩むようになる。皮膚に皮下出血《ひかしゅっけつ》が起こり、筋力が低下する。

### 肺　臓

肺臓は呼吸により、外界からの流動的エネルギー（気）を取り込む。憂《うれ》いの感情をコントロールし、皮膚の健全性を保ち、外界からの侵襲《しんしゅう》を防ぐ。したがって、その失調状態は憂鬱《ゆううつ》な気分をもたらし、鼻炎や感冒《かんぼう》に罹《かか》りやすくする。

## 腎　臓

腎臓は成長と発育、成人では生殖能力《せいしょくのうりょく》を維持する。水分代謝をおこない、骨と歯を健全に保つ。また恐怖感をコントロールする。その機能が低下すると不安感が起こりやすくなり、骨折や歯の不具合、成人男子においては勃起不全《ぼっきふぜん》をもたらす。

腎臓の働きが衰えてしまった具体例を第一章の症例九「やる気がでない若年寄《わかどしより》」に掲げた。

ところで、もう一つ、五臓論の興味深い点は、おのおのの臓器の相互制禦《そうごせいぎょ》メカニズムを示しているところにあるとわたしは考えている。その関連の様子を次ページの図15に示した。

肝は心の母、心は脾の母と呼ばれ、互《たが》いが育《はぐ》くみ、育くまれる母子関係にあることである。

一方、点線で示したのは祖母と孫の関係で抑制をかける関係にある。

また五臓六腑という場合、「腑《ふ》」というのは腸のように中がからっぽ（中空臓器《ちゅうくうぞうき》）のことで、

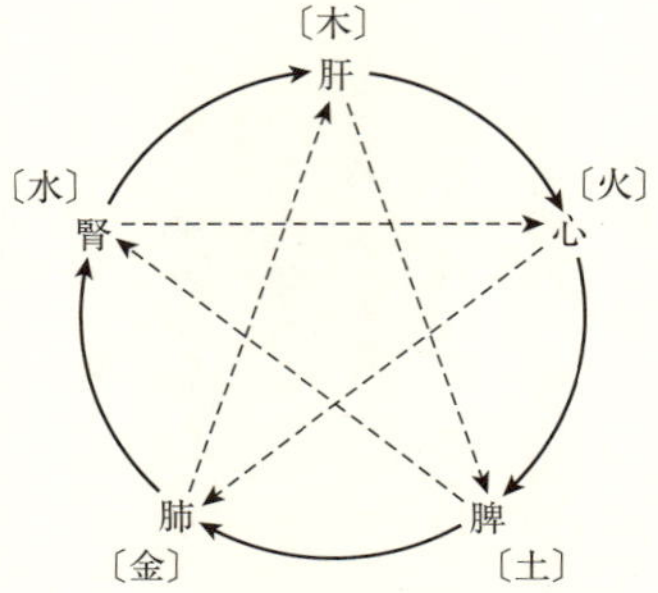


**図 15　五臓の関連図**

**表 7　五臓色体表**

| 五行 | 五臓 | 五腑 | 五竅 | 五体 | 五志 | 五色 |
|---|---|---|---|---|---|---|
| 木 | 肝 | 胆 | 眼 | 筋 | 怒 | 青 |
| 火 | 心 | 小腸 | 舌 | 血脈 | 喜 | 赤 |
| 土 | 脾 | 胃 | 口 | 肌肉 | 思 | 黄 |
| 金 | 肺 | 大腸 | 鼻 | 皮毛 | 憂 | 白 |
| 水 | 腎 | 膀胱 | 耳 | 骨髄 | 恐 | 黒 |

これとの相関も知られており、これを表7に掲げた。

なぜわたしがこの相関の図表を興味深く思うのかというと、実際に患者さんを拝見してこれに合致する方がおり、また治療法の選択の際にも役立つヒントを与えてくれるからである。

たとえば図15の木と土の関係を見ると、木は土を抑制する。表7を見ると、土は胃の働きである。「食欲がなく胃がもたれる」と言う患者さんのなかには、職場のストレスから怒りの感情が押し殺されている場合がある。つまり、木である肝臓(怒り)が土の脾臓(胃の消化吸収)を抑制していることがある。このような場合には単に胃のクスリを処方するのでなく、ストレス遮断薬《しゃだんやく》として肝臓の興奮をゆるめる四逆散《しぎゃくさん》などを用いるとよいのである。

もう一つの例を挙げる。表7の金の欄を横に見ていただくと、皮毛(皮膚)と大腸が関連している。そこで、ひどいニキビ(尋常性座瘡《じんじょうせいざそう》)に対処する場合、皮膚に抗生剤軟膏《なんこう》を塗《ぬ》り、抗菌剤(ミノマイシン)を服用するという一般的治療法に加えて、大腸の機能を健全化することが重要であることがわかる。便秘の解消などが重要であり、清上防風湯《せいじょうぼうふうとう》などを用いるとともに、食物繊維《せんい》の多く含まれる食材を摂《と》るように心がけるとよいのである。

なお、表7には五つの腑を示したが、残りの一つは三焦《さんしょう》であり、腸間膜のリンパ管と推測される。

この五臓論の心身一如《しんしんいちにょ》の側面の一部は、先に「気逆」の項目にカテコラミンをとおして解説した(七六ページ)。内分泌(ホルモン)や脳科学の知識からも荒唐無稽《こうとうむけい》なものではないことが示されたと考えている。

ところで、わたしたちは大脳《だいのう》が心の働きに密接に関連していることを常識として知っているが、この大脳の働きが明らかになったのは約一五〇年前のことなのである。はじめにフランスの外科医ブローカ(一八二四〜八〇年)が言語野《げんごや》を発見した。この言語野というのは大脳の左側の中央下部にあり、ここが銃弾《じゅうだん》で損傷《そんしょう》されると、しゃべりたいことがしゃべれなくなってしまう。その後、ドイツの神経科学者カール・ウェルニッケ(一八四八〜一九〇五年)がウエルニッケ野《や》と失語症《しつごしょう》が関係することを見出したが、それは一八七四年のことである。ここが損傷されると、他人の音声は聞こえるが意味を理解できなくなる。わたしたちが突然に外国語でしゃべりかけられたときと同じ状態である。大脳の働きは、皮肉にも戦争が起こるたびに解明されてきた。なぜかというと、銃弾が頭に当たり、さいわい命をおとさなかった兵士の損傷部位と症状の関係の観察ができたからである。

脳の外科的な治療が本格的にできるようになったのは八〇年前からで、この脳外科的な方法でカナダの精神科医ワイルダー・ペンフィールド(一八九一〜一九七六年)が一次運動野《いちじうんどうや》の局在《きょくざい》をあきらかにしたのは一九三三年のことである。一次運動野というのは、大脳の表面で前後の中心にある溝《みぞ》(中心溝《ちゅうしんこう》)の部分にあり、手足や舌などを動かしたいとわたしたちが思ったときに活動する神経細胞が順序よく並んでいる。

その後に、大脳の深い部分の研究が進み、喜怒《きど》哀楽《あいらく》や恋心が大脳辺縁系《だいのうへんえんけい》の働きによるものであることがわかった。約六〇年前のことである。

ここでわたしが言いたいことは、「いま現在」私たちが常識としていることがらも、あと一〇〇年も経てば、あの当時は何もわかっていなかったと評される宿命を持っているということである。しかし、一歩一歩の汗と涙を流す研究が積み重なって「いま現在」がある。わたしが「知の創造」を和漢診療学に求めることの評価は、後世の人々によってなされるのである。

## 三　陰陽論

中学生のころに世界の四大文明というのを習った。メソポタミア文明、エジプト文明、インダス文明と黄河《こうが》文明である。この黄河文明のもっとも重要な特徴は、気の思想と陰陽論を生み出したことである。この地球環境や宇宙空間で起こるすべてのことには陰陽があり、この陰陽はひとつの磁石にNとSがあるように切り離せないという特徴を持っている。これは数学でいう公理のようなもので説明が困難なことなのである。

夏休みにNHKの「全国こども電話相談室」を通勤の途中で聞いていたら、小学四年生が

「ボクは磁石を持っています。NとSはくっつくのに、NとNはくっつきません。どうしてですか」と質問した。物理学の先生の答えに、わたしは感動した。「それはね。わからないのです。昔からそういう力があることはわかっていましたが、説明ができないのですよ」と。幸いなことに、わたしの患者さんに東京メトロを開発した方がいるので「ほんとうですか」とおたずねした。なぜかというと、東京メトロはリニアモーターで動いている。磁石のNとSがくっつく力を利用しているからだ。答えは「先生ね、奇術《きじゅつ》のことを英語でmagicと言うでしょう、磁石はmagnetで語源がいっしょで不思議なことなのです」と。

さて、この陰陽論が医学に持ち込まれたのが漢方医学である。たとえばインフルエンザにかかったとき、高熱で赤い顔をしてうなっているのは陽の状態。体温計ではかると三八℃あるのに本人は寒い寒いと言い、唇《くちびる》は紫色でガタガタと震《ふる》えている。これは陰の状態なのである。

そして治療法も、まったく異なる。陽の状態であれば麻黄湯《まおうとう》や大青竜湯《だいせいりゅうとう》で発熱をあとおしして、戦闘状態にはいる。

一方、陰の状態では、まず体のなかの倉庫からエネルギーを引き出してから戦闘にのぞむ。麻黄附子細辛湯《まおうぶしさいしんとう》(麻黄《まおう》・附子《ぶし》・細辛《さいしん》)が第一選択薬である。これは現時点でのわたしの推測であるが、附子は脂肪《しぼう》を貯蔵する脂肪細胞の一種である褐色《かっしょく》脂肪細胞を駆動《くどう》して発熱に必要なエネルギーを引き出す可能性が高い。そして、こうして引き出したエネルギー（アデノシン三リン酸、ＡＴＰ）を麻黄と細辛に託《たく》して発熱促進へと進むと考えている。

この陰陽論は、すべての病的状態に適用される。したがって、西洋医学的には同じ病名がついていても、それが陽の状態か陰の状態かを見きわめて一番良い方剤を選ぶことになる。

『傷寒論《しょうかんろん》』は悪性のインフルエンザに似た病気の治療マニュアルであるが、この本には病気にかかった初期から、次々に起こってくる病変《びょうへん》、治療に失敗した場合の対応、そして死に至るまでの経過が記されている。

そしてこの病気のすすみぐあいを、六つのステージにわけて整理してある。これを六病位《ろくびょうい》と呼ぶ。陽のステージを太陽病期《たいようびょうき》、少陽病期《しょうようびょうき》、陽明病期《ようめいびょうき》とし、陰のステージを太陰病期《たいいんびょうき》、少陰病期《しょういんびょうき》、厥陰病期《けっちんびょうき》としている。

六病位

①太陽病期は感染の初期の三〜四日で、悪寒《おかん》、発熱、頭痛、首筋《くびすじ》のこわばりがみられる。代表的な治療薬は桂枝湯《けいしとう》、葛根湯《かっこんとう》、麻黄湯である。

②少陽病期にすすむと、気管支炎症状や上部消化器症状があらわれる。また、発熱は午前中には平熱なのに夕方になると熱が出る。口がにがく感じ、食欲も衰える。このステージの代表的な治療薬は小柴胡湯《しょうさいことう》や柴胡桂枝湯《さいこけいしとう》である。第一章の症例四と六に掲げた木防已湯《もくぼういとう》と半夏瀉心湯《はんげしゃしんとう》も、このステージの方剤である。

③陽明病期におよぶと発熱は持続的で、体のなかに熱のマグマがたまり、あつくるしい。時に脳症《のうしょう》を合併《がっぺい》して、うわごとを言い、もうろう状態になる。代表的な治療薬は白虎加人参湯《びゃっこかにんじんとう》である。

この陽の段階で闘《たたか》いに勝てないと、戦局は劣勢《れっせい》に傾き、戦闘能力のたてなおしが必要になってくる。

④太陰病期では消化器症状があらわれ、みずおちの痛みや腹痛、下痢、嘔吐《おうと》などがみられる。第四章に記すように脈は弱く、虚脈《きょみゃく》になる。このステージの代表的な治療薬は人参湯《にんじんとう》、小建《しょうけん》

中湯《ちゅうとう》である。これらの方剤は先に記した気虚《ききょ》の改善薬であり、戦闘能力を高める役割を果たすのである。

⑤少陰病期になると、体のだるさがあらわれ、ウトウトと布団《ふとん》のなかで一日中寝ていたくなり、下痢、むくみ、体の冷えを自覚する。このステージの代表的な治療薬は、真武湯《しんぶとう》や四逆湯《しぎゃくとう》である。つまり、附子が配合された方剤の出動である。真武湯が有効であった症例は、第一章の症例一一「虚弱を絵に描いたような冷え症」に記したので参照していただきたい。

特殊な例としてインフルエンザがこのステージから始まることがあり、のどのいたみ、悪寒、手足のおもだるさを感じる。体温計では三八℃なのに、熱感がなく寒気だけを感じるのが重要ポイントである。麻黄附子細辛湯で対処することになる。

⑥厥陰病期は、体が細菌やウイルスに敗北した瀕死《ひんし》の状態である。ショックのような状態になる。しかし適切に対処すれば、九死《きゅうし》に一生《いっしょう》をえることができる。通脈四逆湯《つうみゃくしぎゃくとう》が代表的な方剤であるが、これは附子とともに大量の乾姜《かんきょう》を加えたもので、強心剤としての働きと温熱産生《おんねつさんせい》をはかる方剤である。現代医療では静脈内への点滴による補液《ほえき》やステロイド剤があるので、これと漢方方剤を併用するのが救命という点では確実性の高い方法である。

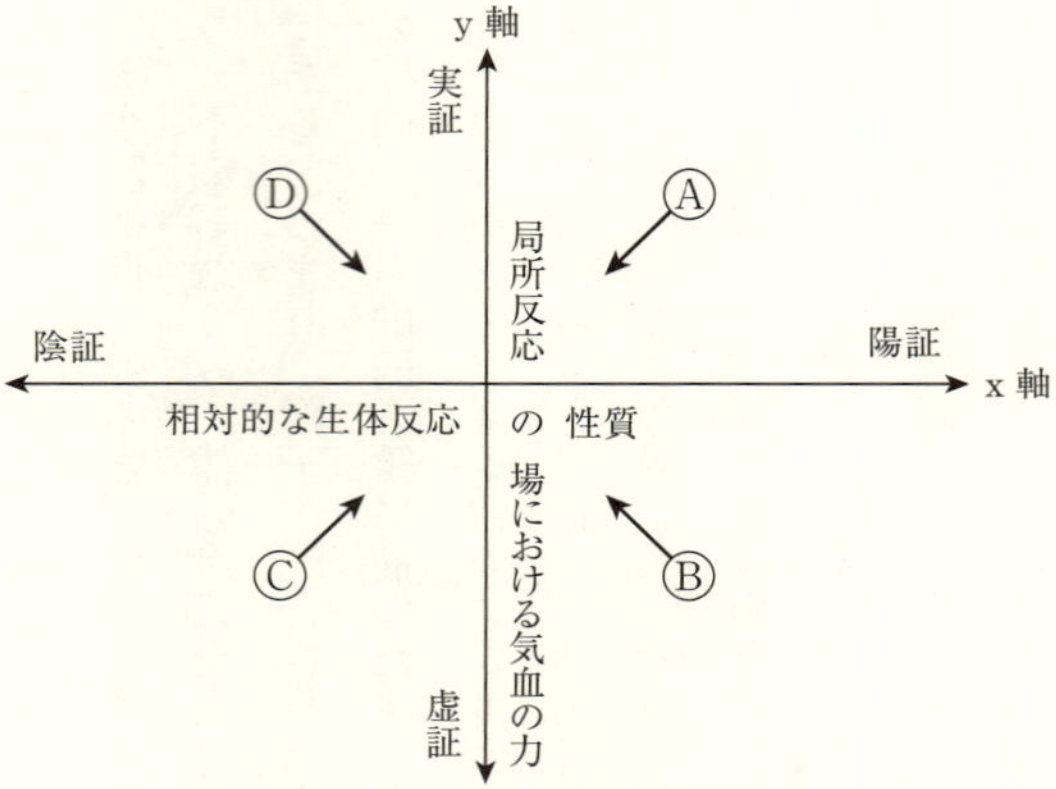


図16　陰陽虚実の座標軸

もう二〇年以上前のこと、高齢者収容施設で熱さましの坐薬《ざやく》で多数の死亡者が出た。これを契機に、この坐薬は熱さましに用いてはならないと厚労省から警告が出されている。この医療事故は体温計で測った体温が高かったので、坐薬を使ったところに問題の根本があり、陰陽の考えを医療者が知っていればと、わたしには悔《く》やまれる。少陰病期や厥陰病期の患者さんに体温が高いという理由で無理に体温をさげるクスリを使うのは、せっかく頑張っている生体防衛反応に作戦停止命令を出すのと変わらないおろかなことなのである。

## 虚　実

この陰陽論から派生《はせい》したもうひとつの尺度《しゃくど》（スケ

表8　虚実の診断基準

| 全身的な気血の水準のスコア | スコア | | スコア |
|---|---|---|---|
| 眼光・音声に力がある | +5 | 眼光・音声に力がない | −5 |
| | | 気力がない・倦怠感 | −10 |
| 脈が充実 | +20 | 脈が無力 | −10 |
| 腹力が充実 | +10 | 腹力が軟弱 | −10 |
| 皮膚の色つやがよい | +5 | 皮膚の色つやが悪い | −5 |
| 局所的な気血の動員量のスコア | | | |
| 皮疹の発赤・腫脹・疼痛 | +10 | 自然発汗の傾向 | −5 |
| 激しい疼痛（胸痛・腹痛など） | +20 | 盗汗（寝汗） | −10 |
| 疼痛部位の筋肉の硬結（しこり） | +10 | 胃部振水音 | −20 |
| 便臭の強い便秘 | +10 | 便臭の少ない便秘 | −10 |
| 圧痕がすみやかに回復する浮腫 | +10 | 圧痕が回復しにくい浮腫 | −10 |
| 牛角胃（ぎゅうかくい） | +10 | 胃下垂，内臓下垂 | −20 |

いずれも顕著に認められるものには当該のスコアを与え，軽度なものには1/2を与える．すべての項目の評点を合計し，+30点以上を実証，−30点以下を虚証とする．いずれにも該当しないものは虚実間証とする．

ール）に、虚実《きょじつ》がある。

実とは、闘いの場に動員されている気血の量が多く、敵側も強力で激《はげ》しい闘いがおこなわれている状態である。一方、虚とは、これは敵側も強力ではないことが多いのだが、動員されている気血の量が少ない場合、あるいは生体側の戦闘能力が弱い状態である。

これを図示すると図16のようになる。そして用いる方剤も、このX軸とY軸で区分される分類によって異なってくる。虚実の診断基準を前ページの表8に掲げた。

全体的な治療戦略は図16に示したように、このX軸とY軸の原点に向けておこなうのである。第五章には生薬《しょうやく》の性味《せいみ》ということを記すが、個々の生薬には、X軸で見ると左方向の原点に向けて作用する寒《かん》、涼《りょう》という性質を持つもの（黄連《おうれん》・黄芩《おうごん》・柴胡・石膏《せっこう》など）と、右方向に体を温めるもの（附子・呉茱萸《ごしゅゆ》・当帰・乾姜など）があり、これを組み合わせた方剤にも、当然のことながら作用する方向、つまり作用ベクトルがある。たとえば大柴胡湯《だいさいことう》は右上の陽で実の病態（図16のⒶ）を治すためのものであり、一方、四逆湯や真武湯は左下の陰で虚の病態（図16のⒸ）に用いられるのである。

# 第四章　漢方医学の診察法

## 一　四診という診察

漢方医学の診察は、前の章に記した基本的な病態《びょうたい》のどれに当てはまるかを大枠で把握し、さらにその大枠のなかでどの方剤を用いたら良いのかを判断する。そして、その情報を収集する作業である。これを望聞問切《ぼうぶんもんせつ》(四診《ししん》)という。この順序であらましを記したい。

### 望　診

望診《ぼうしん》は視覚による患者さんの観察である。待合室から、わたしの診察室に入ってくるその様子の観察が第一歩。

わたしたちの視覚には中心視野《ちゅうしんしや》と周辺視野《しゅうへんしや》があって、中心視野は文字を読んだりする場合に用いるが、周辺視野は周辺の異変を察知するものである。ヒトの何億年かの進化のなかで、わたしたちには自分の身に迫る危険を察知する能力が開発されてきた。それが周辺視野の役割である。したがって、診察室で、わたしは電子カルテの画面を見て、中心視野によってこれまでの経過や治療内容などをチェックしているが、そのときに診察室に入ってくる患者さんの雰囲気を周辺視野で感じ取るのである。気虚《ききょ》や陰《いん》の状態の患者さんは動作が緩慢《かんまん》でけだるそうであるが、一方、陽《よう》の病症で実《じつ》の状態の人は動作が機敏で力強い。また、治療が効果を発揮しているか否かも前回受診時の動作と雰囲気との比較で察知できる。

次いでおこなうのが中心視野による観察である。眼の光、顔面の色調、浮腫《ふしゅ》の有無などを観察する。気虚や腎虚《じんきょ》の人では眼光に力がない。気逆《きぎゃく》の人では顔面が紅潮《こうちょう》(赤ら顔)している。一方、陰の病症の人は顔面が青白く、いかにも寒そうである。むくみや黄疸《おうだん》も見逃してはいけない。

次に舌をみる(舌診《ぜっしん》)。舌の色調、歯痕《しこん》(舌の周辺に歯のあとがついている)の有無、舌苔《ぜったい》(舌の苔《こけ》)の色調と厚さ、乾燥の有無をみる。懐中電灯の光を当てて、扁桃腺《へんとうせん》や後咽頭壁《こういんとうへき》(口を開いたときに見える咽《のど》のいちばん奥のかべ)をみる。

舌の色が紫色を帯びているのは瘀血《おけつ》の病症で、このような場合に舌を巻き上げてもらい舌裏《ぜつり》静脈《じょうみゃく》をみると太く腫《は》れている。苔が厚く黄色を帯びている人は、胃の不具合があることが多い。舌苔と胃の病変との関係は深く、上部消化管内視鏡検査によって観察される胃のビラン(胃粘膜《ねんまく》の表面が荒れており、小さな出血がみられる)と相関していることを後輩の土佐寛順君が明らかにしており、日本消化器内視鏡学会誌に論文として掲載されている。

舌苔の乾燥は、熱が体内に籠《こ》もっているときと、体内の水(津液《しんえき》)が減少している場合にみられる。第一章の症例五「シェーグレン症候群《しょうこうぐん》」では、唾液分泌《だえきぶんぴつ》が低下しているので舌のみならず口腔内《こうくうない》が乾燥状態であった。後咽頭壁の乾燥は体の体液が不足(津液枯燥《しんえきこそう》)している徴候で、気管支《きかんし》などの腺分泌《せんぶんぴつ》が減少している場合に多くみられる。カラ咳《ぜき》(痰《たん》のでない咳)がみられることが多く、これは麦門冬湯《ばくもんどうとう》や滋陰降火湯《じいんこうかとう》を用いるときの重要な情報である。

## 聞　診

聞診《ぶんしん》は耳で聞くのではなく、嗅覚《きゅうかく》による情報収集のことである。

たとえば尿毒症《にょうどくしょう》患者さんの吐《は》く息には独特の臭いがあり、また肝硬変症《かんこうへんしょう》の患者さんではアンモニア臭があることが西洋医学ではよく知られている。漢方医学的によく出会うのは口臭《こうしゅう》(口の臭い)であるが、これは胃に熱を持っている場合が多く、またシェーグレン症候群のように唾液分泌が減少していることがある。汗にも臭いの強い人がいる。体のなかに熱のない桂枝《けいし》湯《とう》の証《しょう》や防已《ぼうい》黄耆《おうぎ》湯《とう》の証の人の汗は臭いがないのが特徴であるが、白虎《びゃっこ》加《か》人参《にんじん》湯《とう》の証のように身体内部に熱のマグマが溜《た》まっている人の汗は臭いがある。

大便の臭いも陰陽の鑑別《かんべつ》に大切な情報で、ひどくくさい便は陽の状態であり、陰の状態にある人では鼻をつまみたくなるような臭いのある便は出ない。

ここまでの記述は漢方医学の従来の教科書の標準的なものであるが、わたしは患者さんの訴えに「聞く耳を持つ」ことも、これに加えたいと考えている。

## 問　診

問診《もんしん》は患者さんの不具合を聞き出すことによる情報収集のことである。漢方医学では非特異《ひとくい》的《てき》な、いいかえると西洋医学の診断にはまったく役立たない「つまらない」訴えが、実は非常に重要である。

西洋医学と漢方医学のパラダイムの大きな違いが、この問診にあらわれているとわたしは考えている。つまり、西洋医学では、Aという疾病《しっぺい》とBという疾病の鑑別に役立つ特異性のある情報は大事にするが、どの疾患にも共通してあらわれる自覚症状は無視する傾向にある。「疲れて、やる気がでない」というような訴えは、「歳《とし》のせいですよ」とか「血液検査でよく調べましたが異常はありません。心配いりませんよ」などと言う医師が多いのである。

自覚症状を軽視するもう一つの原因は、西洋医学では検査数値や画像診断こそ信頼すべきもので、計量化できない自覚症状は「当てにならないもの」という基本姿勢があると、わたしは考えている。どうしてこのようなことになってしまうのかは、第七章「科学と漢方」に記すことにする。

ところが漢方医学では「疲れて、やる気がでない」と聞けば、気虚の病態かもしれないとわたしは目を輝かせる。そして、「風邪《かぜ》に罹《かか》りやすいことはありませんか」、「たちくらみはありませんか」、「胃がもたれることは」、「頭に物がかぶさったような感じはしませんか」などと気虚という大枠の把握と、それを改善するのに最もよい漢方方剤を選別するための情報の収集につとめるのである。

このように自覚症状をていねいに聞き出すことは、良好な医師患者関係を作り上げる最も重要な作業であり、患者さんも「初めて、わたしのつらさをわかってもらえた」と喜んでくれる。

笑い話であるが、わたしの質問が患者さん自身も気づいていなかったことがらをズバリと次々に言い当てるので、超能力の持ち主と思われることがある。タネを明かせば、気虚の病態で気《き》鬱《うつ》を伴う人に用いる半夏《はんげ》白朮《びゃくじゅつ》天麻《てんま》湯《とう》の証ではないかと想定し、この証をたしかなものにするために「頭に物がかぶさったような感じはしませんか」、「昼ご飯のあとで眠くなることはありませんか」、「気分がうっとうしいことはないですか」と質問するのであって、超能力者ではないのである。

ところで、第一章の症例七に「書ききれない不具合」の患者さんのことを記したが、このような患者さんに対処するときのわたしの心得を記しておこう。とても面倒で少々忍耐を要することではあるが「それではね、一番つらい症状から順番に並べてもらえますか。これからカルテに書き込みますから」と訴えに番号を付けておく。ひどい場合には⑩をこえることがある。

このような作業がなぜ必要かというと、この種の患者さんは数ヶ月してからあたらしい訴えをしてくることが多いからである。このような場合、「最初にあなたが訴えていた症状は大半が良くなっていますね。今のお話は契約外のことですので、今日、登録します」と言う。そしてときによっては、こうも言う。「あなたは、最初の訴えの八〇％は良くなっているのに、それには感謝せずに、残りの二〇%がまだ悪いとだけ言い張り、今日はまたあたらしい問題を持ち込んだ。あなたは良いとこ探しのできないかたですね」と。

結論的にまとめると、自覚症状から病態の大枠をつかみ、さらにその治療に最もふさわしい漢方方剤のいくつかを候補としてあげるのが、この問診の役割である。そのためには、方剤の証を日ごろの勉強で頭のなかに入れておかなくてはならない。

## 二 切 診

問診で最善の方剤を選ぶ八〇%の情報が得られるので、さらに、具体的な候補のどれであるかを、次に述べる切診《せっしん》で確定する。

切診とは、患者さんの体に手を触れて情報を収集することである。

はじめに全身をみる。手足の先が冷えていないか、足にむくみはないか、皮膚にざらつきはないか、汗ばんでいないか、などを触って確かめる。次に脈をみることになる。

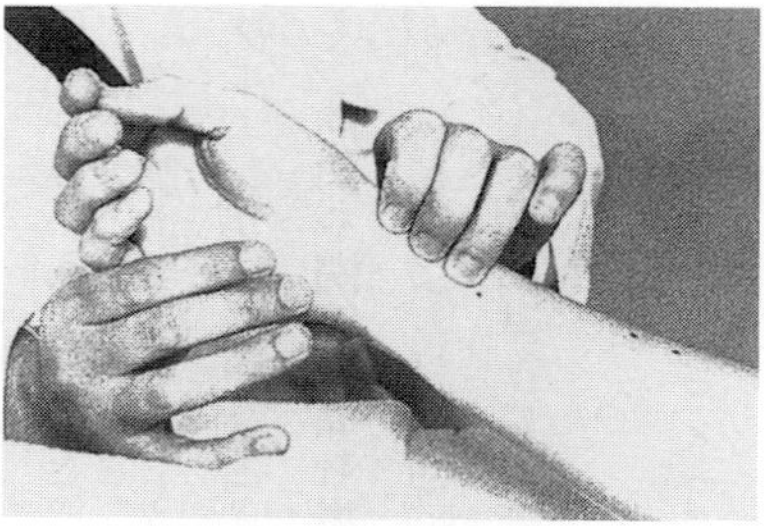

図17　脈診の実際

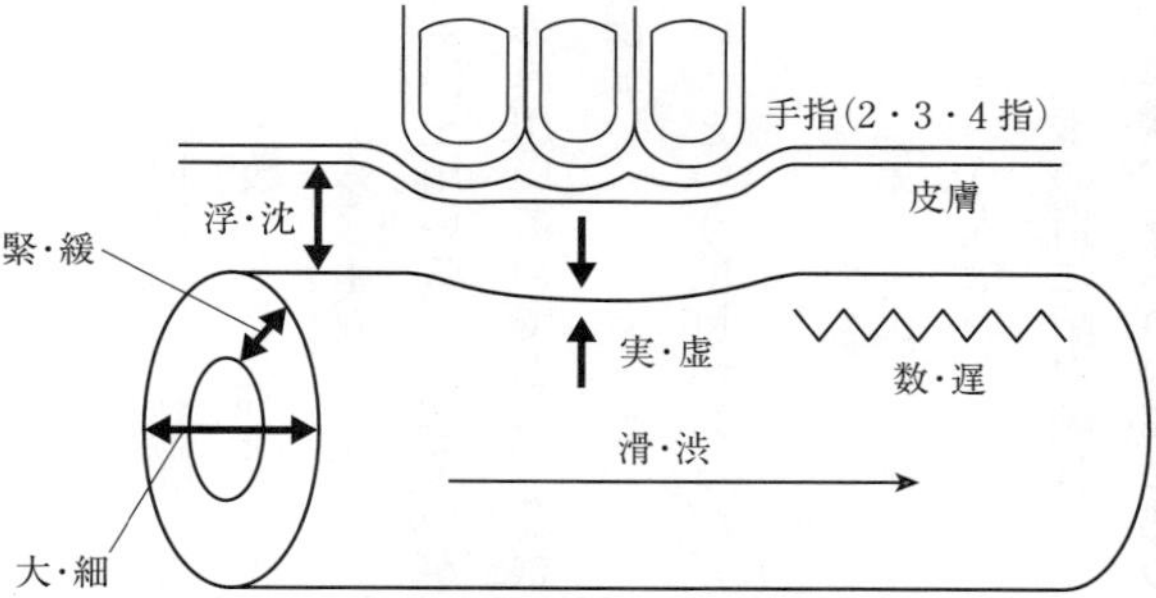


図18　脈診で判定する脈の性状の模式図

## 脈診

図17のように、手首の親指のつけねの手《しゅ》関節の近くで脈をみるのが、脈診《みゃくしん》である。観察する項目を図18に図示した。

そっと指をあてただけで脈がふれる場合を「浮脈《ふみゃく》」といい、深く押して初めて脈がふれるのを「沈脈《ちんみゃく》」という。この浮《ふ》・沈《ちん》は季節によって変動し、冬の寒い時期には沈脈になる傾向があり、夏の暑い時期は浮脈をあらわしやすい。この原則に反して、春から夏の時期に沈脈を示し、手足の先が冷えている場合には、少陰病期《しょういんびょうき》や厥陰病期《けっちんびょうき》の状態にあるのではないかと考えるとよい。

次に脈拍数をみる。一分間に八〇拍以上を「数脈《さくみゃく》」と呼び、六〇拍以下を「遅脈《ちみゃく》」という。風邪をひいたようなときには「浮《ふ》・数《さく》」となる。陰の病態では「沈《ちん》・遅《ち》」となることが多い。

次に脈の力をみる。充実したものを「実脈《じつみゃく》」、弱々しいものを「虚脈《きょみゃく》」(弱脈《じゃくみゃく》)という。インフルエンザに罹ったときに麻黄湯《まおうとう》を用いることが多いが、脈が「浮・数・実」で自然発汗がなく、筋肉や関節が痛む場合にのみ用いるのである。葛根湯《かっこんとう》がふさわしい場合は同じく「実」だが、麻黄湯よりは相対的に脈は弱い。

気虚の診断基準に「脈が弱い」という項目があるが、命の活力が弱まると脈も弱くなるのが一般的である。

次いで脈の太さをみる。太いものを「大脈《だいみゃく》」、細いものを「細脈《さいみゃく》」という。これも命の活力と関係し、細脈で元気いっぱいという人はいない。

滑《かつ》と渋《しゅう》は脈の伝わる速さで、三本の指に順次触れてくるような脈が渋で、陰の状態を示す。一方、すばやく伝わる脈を滑と呼び、身体の内部に熱のマグマがたまっていることを示す。

最後に血管の緊張度をみる。異常にピーンと張っている脈を「弦脈《げんみゃく》」(弓のつるにふれるようだという意味)、その緊張が極端につよいものを「緊脈《きんみゃく》」と呼ぶ。一方、緩の脈とは、このような異常な緊張がない脈である。

第一章の症例一に用いた当帰《とうき》四逆《しぎゃく》加《か》呉《ご》茱萸《しゅゆ》生姜《しょうきょう》湯《とう》を用いる証での脈は「虚《きょ》・細《さい》・緊《きん》」であることが多い。脈診から得られる情報は一つ一つが意味を持つのでなく、その組み合わせが意味を持つのである。

例をあげると、麻黄湯の証では脈が浮・数・実で、自然発汗がなく、関節や筋肉が痛む。一方、桂枝湯の証では脈は浮・数・虚で、自然発汗があり、鼻がグズグズするのである。

## 腹　診

患者さんにベッドの上に仰向《あおむ》けに寝てもらい、手足をゆったりと伸ばした状態で腹診《ふくしん》をおこなう。西洋医学の場合は同じく仰向けに寝るが、膝《ひざ》を立てた状態で診察する。その理由は、膝を立てると腹壁《ふくへき》の筋肉がゆるむので、腹腔内《ふくくうない》の臓器《ぞうき》や腫瘍《しゅよう》などをみるのに適している。一方、漢方医学では腹壁の緊張度や部分的な筋肉のシコリをみるので、膝は伸ばした状態にするので

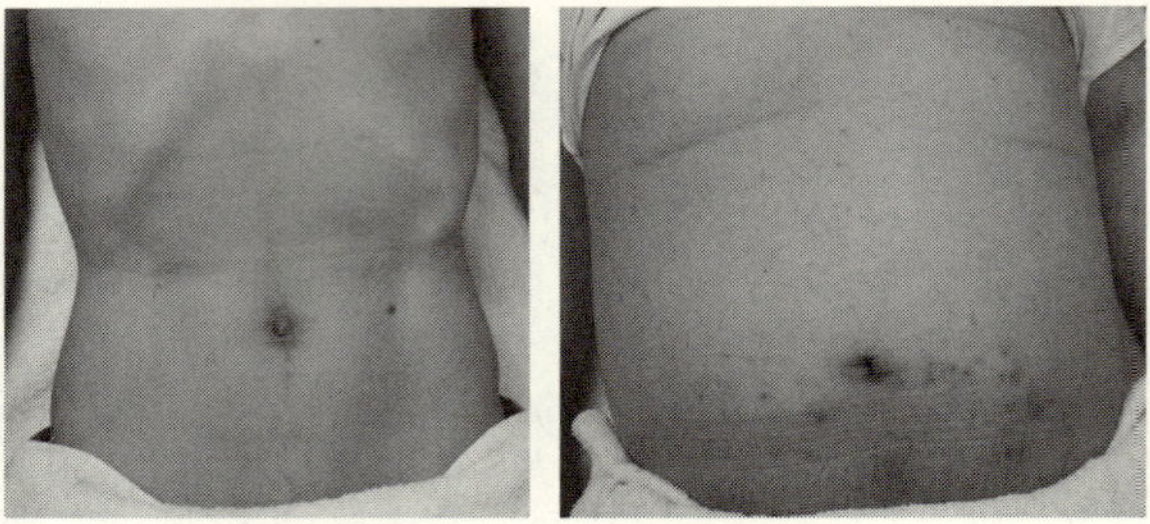

図 19　腹部の外観

左に軟弱な腹，右に充実した腹を示した．

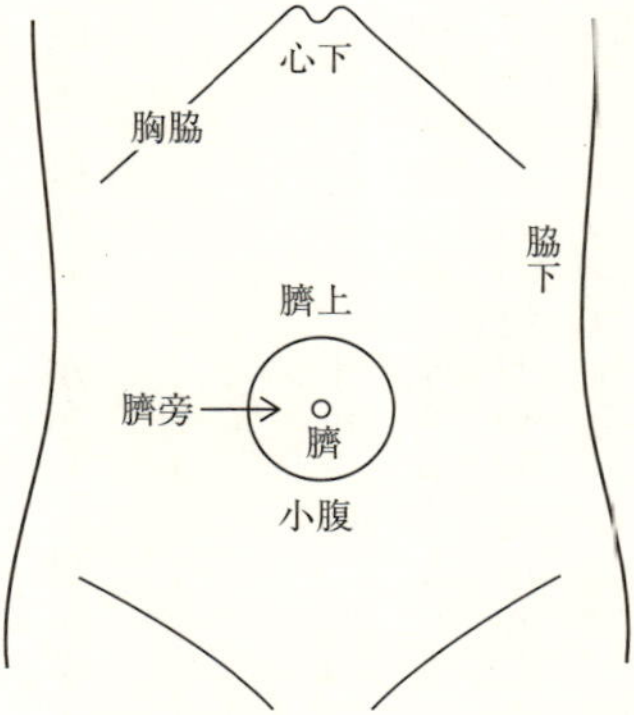


図 20　漢方医学における腹部の部位の名称

ある。

最初に腹部の全体を観察する。色つや、汗ばんでいるかカサカサとしているか、冷えた部分はないかをみることも大切である。腹部の外見にも個人差があり、見るからにガッチリしている人と、弱々しい人がいる。これは生まれつきの要素が大きいように、わたしは考えている。図19には、このことを示した。

ガッチリしている人は、実の状態であることが多い。一方、弱々しい人は虚の状態であることが多い。この腹壁全体の充実か軟弱かを示すことばが、腹力《ふくりょく》である。

漢方医学における腹部の部位を、図20に示した。

たとえば、この図の心下の部位の腹壁の筋肉が緊張しており、軽く手指で押すと痛みや不快感を訴える場合、これを心下痞鞕《しんかひこう》という。

このサインがみられ、陽の状態であれば三黄瀉心湯《さんおうしゃしんとう》、半夏瀉心湯《はんげしゃしんとう》などを、陰の状態であれば人参湯《にんじんとう》や呉茱萸湯《ごしゅゆとう》の証と考える重要な情報である。半夏瀉心湯の具体例は、第一章の症例六「慢性骨髄性白血病《まんせいこつずいせいはっけつびょう》」に掲げた。

なおこの心下痞鞕という徴候があらわれるメカニズムは延髄《えんずい》と胸髄《きょうずい》の二つの反射回路によるものであることを、最近わたしはあきらかにした〔参考文献三〕。

胸骨剣状突起《きょうこつけんじょうとっき》（胸の骨のいちばん下）と臍《へそ》の中間点を指先で押すと痛むものを心下支結《しんかしけつ》と呼び、柴胡桂枝湯《さいこけいしとう》を用いるのが良いことを示す重要なサインである。第一章の症例一三「くりかえす原因不明の上腹部痛」には、その実例を記した〔参考文献四〕。

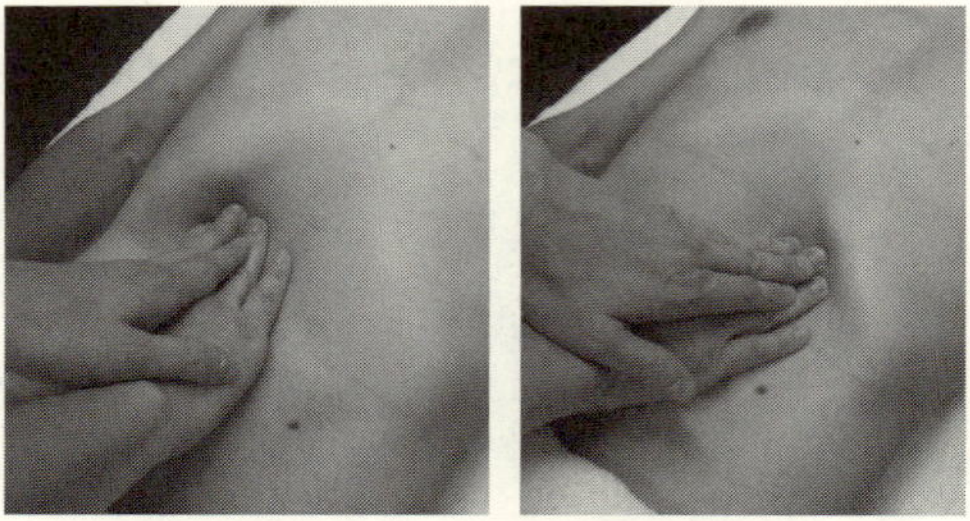

**図 21　胸脇苦満の診察法**

肋骨弓の下に手指を押し込み，左右の腹壁の抵抗と圧痛をみる．

次に胸脇《きょうきょう》と呼ばれる肋骨弓《ろっこつきゅう》の下の部分をみる（図21）。この部位に筋肉の緊張があり、押すと不快感を訴える場合、これを胸脇苦満《きょうきょうくまん》と呼び、大柴胡湯《だいさいことう》など一群の柴胡《さいこ》が配合された方剤を選択するサインである。

このとき、腹力や脈の力を参考として証を決定するが、その具体例を図22に示した。左から順に腹力が充実しているものから軟弱なものを示した。たとえば、腹力が充実し、胸脇苦満がはっきりしている場合には大柴胡湯を用いるとよい。

次に、腹筋トレーニングで知られている腹直筋《ふくちょくきん》の緊張をみる。全長にわたって緊張しているとき、陽の状態であれば胸脇苦満を伴うことが多く、四逆散《しぎゃくさん》の証と診断される。陰の状態であれば小建中湯《しょうけんちゅうとう》とその仲間の黄耆建中湯《おうぎけんちゅうとう》、当帰建中湯《とうきけんちゅうとう》を用いる。この腹直筋が臍の下の部分（小腹《しょうふく》）で緊張していることがあり、これは八味地黄丸《はちみじおうがん》や六味丸《ろくみがん》を選択するサインであ

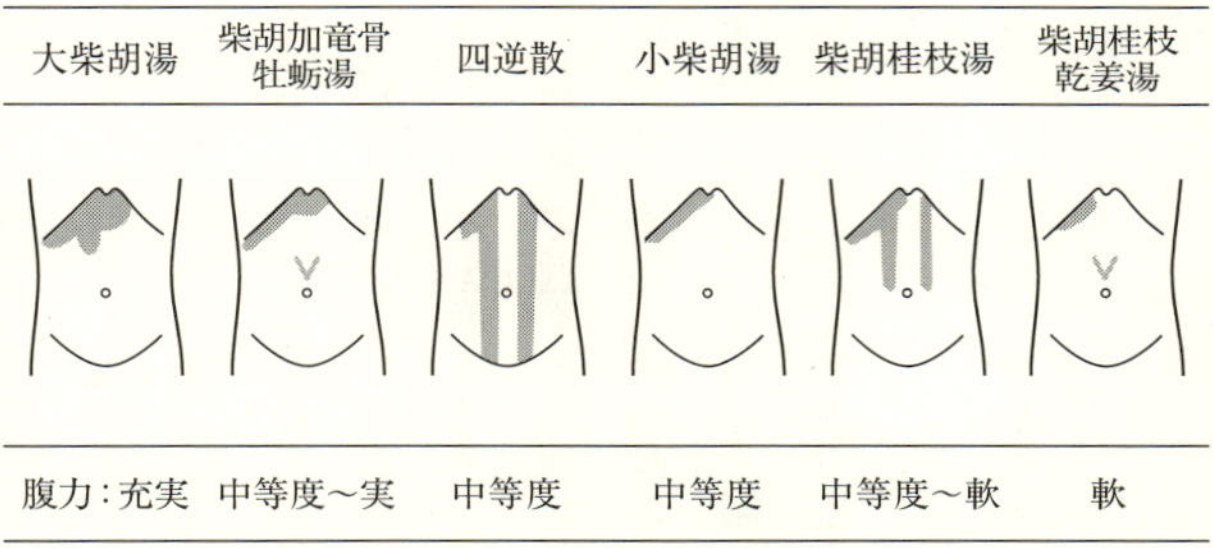

| 大柴胡湯 | 柴胡加竜骨牡蛎湯 | 四逆散 | 小柴胡湯 | 柴胡桂枝湯 | 柴胡桂枝乾姜湯 |
|---|---|---|---|---|---|
|  | |  |  |  |  |
| 腹力:充実 | 中等度〜実 | 中等度 | 中等度 | 中等度〜軟 | 軟 |

**図22** 胸脇苦満の強さと腹力による柴胡剤の選別
筋肉の抵抗がみられる様子を灰色で示した.

る。

また、この小腹の腹壁筋《ふくへききん》がとくに軟弱なことがあり、小腹《しょうふく》不仁《ふじん》と呼ばれる。先の二つの方剤（八味地黄丸、六味丸）を用いると良いサインである。第一章の症例九「やる気が出ない若年寄《わかどしより》」、および症例一二「唄《うた》を忘れたカナリア」に、この応用例を記した。

次いで、心下や臍のあたりに軽く指先を当てる。腹部大動脈の拍動が触れることがある。これを臍上悸《せいじょうき》と称し、気逆を示すサインである。

次いで、心下部を手首のスナップをきかせて叩《たた》いてみる。パシャパシャと水の音が聞こえることがあり、これを胃部振《いぶしん》水音《すいおん》と呼び、水滞《すいたい》の診断基準に書かれていた徴候である。

このほか、腹部全体を同様に叩いてみると腸管内にガスが溜まっていることがある。第三章の気鬱の診断基準（表2）に記した「腹部の鼓音《こおん》」がこれである。

そして臍の左右の斜め下、約四センチ付近のシコリをみる。この部位の圧痛を臍傍圧痛《せいぼうあっつう》と呼び、瘀血《おけつ》の診断基準（表5）に示されている徴候である。このほか盲腸《もうちょう》のある回盲部《かいもうぶ》のシコリと圧痛、左側の結腸《けっちょう》のシコリと圧痛をみる。以上はいずれも瘀血に関連した徴候である。

最後に鼠径部《そけいぶ》の圧痛をみる。この部位の圧痛は、当帰四逆加呉茱萸生姜湯と五積散《ごしゃくさん》を用いるとよいことを示すサインである。第一章の症例一「頭痛と冷え症」に、その具体例を記した。

この臍の近くのシコリと圧痛を最後にみるのには理由があって、圧痛のある場合には跳び上がるほど痛む。最初からこのひどい痛みを起こしてしまうと患者さんは警戒してお腹全体に力をいれてしまうので、微妙な胸脇苦満などはもはや診察できなくなってしまうからである。

ところで、このように仰臥位《ぎょうがい》（あおむけ）で診察して何の所見も得られない場合に、患者さんに立ち上がってもらい、心下や胸脇部を手指で押すと異常が発見されることがある。この診察法を「立位診《りついしん》」というが、これは発想の転換によってわたしが見出したあらたな診察法である〔参考文献六〕。

## 背　診

最後に背部に触れて診察する。これを背診《はいしん》という。

まず望診もおこなう。背中の皮膚の状態を観察し、カサツキや皮疹《ひしん》の有無をみる。つぎに、筋肉のシコリ(硬結《こうけつ》)をみる。先に胸脇苦満と肩甲骨の棘下筋《きょくかきん》のシコリの関係についてくわしく述べたが、心下痞鞕《しんかひこう》をあらわす患者さんでは旁脊柱筋《ぼうせきちゅうきん》(背骨にそった筋肉)にシコリを認めることが多い。

このような場合には、わたしは鍼治療《はりちりょう》をおこなうことにしている。第二章の【具体例3】に記したように速効性があり、患者さんに喜ばれると同時に、医師への信頼が高まる。これによって服薬コンプライアンス(患者さんがクスリを規定どおり服薬すること)がよくなり、処方した方剤の効き目も増す。

# 第五章　漢方薬の成り立ちと特徴

# 一　生薬

## 漢方と生薬

漢方薬ということばは広く用いられるが、その定義は『広辞苑』によると、「漢方で用いる薬。おもに草根《そうこん》・木皮《もくひ》の類」と記され、「漢方」は「中国から伝来した医術」となっている。しかし日常的には、たとえば漢方エキス剤のことも漢方薬と呼んでいるし、ハトムギひとつも漢方薬と表現される。生活の文化であるから、その定義は、こうでなくてはならないと目くじらを立てる必要はないかもしれない。

また「生薬《しょうやく》」ということばもある。生薬は天然に産出する草木の実、葉、樹皮、根茎《こんけい》、根をクスリとして用いる場合の呼び名である。ただし、鉱物や岩塩、動物に由来するカキの殻《から》(牡蛎《ぼれい》)や昆虫、化石(古代ウマの骨、竜骨)、乳香《にゅうこう》など樹木の分泌液《ぶんぴつえき》(樹液)なども含まれる。

ここでは漢方医学で用いる生薬について、その特徴を記してみたい。

## 性　味

『日本薬局方』という公定書《こうていしょ》に多くの生薬が収載《しゅうさい》されているが、そこにはその生薬の元となる植物の種類や、クスリとして用いる部分と含有化合物の量などが規定されている。しかし漢方医学で生薬を用いる場合には、この公定書に記されていない重要なことを知っておく必要がある。

それは性味《せいみ》というもので、おのおのの生薬が持っている性質と味《あじ》のことである。たとえば、黄連《おうれん》の性《せい》は「寒《かん》」で味《み》は「苦《く》」である。

ここでいう「味」は五臓論《ごぞうろん》に基づくので、苦い味(苦)は心臓、甘い味は脾臓《ひぞう》(消化器)、すっぱい味(酸《さん》)は肝臓《かんぞう》、塩辛い味(鹹《かん》)は腎臓《じんぞう》、ピリからの味(辛《しん》)は肺臓と、それぞれ関連した味である。したがって黄連は、五臓論の心臓の機能を改善する性質を持っていることがわかる。

一方、「性」は生薬の寒熱《かんねつ》に関する性質であって、寒《かん》・涼《りょう》など熱をさます用語と、熱《ねつ》・温《おん》など体を温める用語が用いられる。どちらにも属さないものは平《へい》と表記される。

「性」が寒の代表的な生薬には黄連、柴胡《さいこ》、黄芩《おうごん》、黄柏《おうばく》、石膏《せっこう》などがある。また「性」が熱・温のものは烏頭《うず》、附子《ぶし》、呉茱萸《ごしゅゆ》、当帰《とうき》、乾姜《かんきょう》、細辛《さいしん》などである。

寒熱のいずれにも属さない生薬もある。たとえば甘草《かんぞう》は、性は「平」、味は「甘《かん》」である。つまり甘草は寒熱にかかわらずに広く用いることができ、脾臓に作用点を持っていることが示されている。第三章の気血水論《きけつすいろん》の「津液枯燥《しんえきこそう》」の項に、人参《にんじん》と麦門冬《ばくもんどう》について具体的に記述した。

## 陰陽論による治療

なぜこのような性味が大切かというと、漢方医学は第三章に記した陰陽論《いんようろん》にもとづいて治療がおこなわれるからである。

陽の状態では熱をさますベクトルを持つ生薬が配合された漢方方剤《かんぽうほうざい》を用い、一方、陰の状態では体を温める方剤が用いられるのである。

それぞれの生薬の性味については、難波恒雄《なんばつねお》著『原色和漢薬図鑑』(保育社)を図書館などで探してお読みいただきたい。また、ウェブサイトで検索するとよい。

ここまで書いて、ウェブサイトで試みに「黄連」を検索したところ、性味は苦寒でその他の薬能《やくのう》(生薬の効能)もくわしく説明されていた。ありがたいことである。

漢方方剤については次節に記すが、漢方方剤は複数の生薬を規定の割合で配合したものであり、単純に足し算で理解できるものではない。とはいえ、たとえばフルート四重奏という一つの合奏を考える場合に、フルート、ヴァイオリン、ビオラ、チェロそれぞれの楽器の特徴を知っておくことも大切なのはいうまでもない。そこで生薬についても、まず述べたしだいである。

## 二　漢方方剤

### 方剤とは何か

漢方医学の病態のとらえ方が「全体性」を基本としており、部分を重視する西洋医学とはまったく異なったものであることを記してきたが、その診断によってとらえた体全体の歪《ゆが》みを修復する手段である漢方方剤もまた、西洋医学の医薬品とは大きく異なっている。生薬が基本単位ではあるが、それを単一で用いることは極めて稀《まれ》で、いくつかの生薬を規定の分量比で調剤して、方剤として用いるのである。

あえて「方剤」と呼ぶ理由は、処方箋《しょほうせん》ということばがあるように、「処方」という用語は医師が自分の判断で複数の薬剤を用いるという任意性（自分で自由にクスリの種類や用量を決める）を持ったものであるが、「方剤」はこの任意性を原則として排除しているのである。料理にたとえれば、基本となるレシピが決まっているのだ。

この単一生薬に頼らずに規定のレシピを用いる知恵はいかにも東洋的であり、その根本は一神教の世界と多神教の世界との相違によるものではないかとわたしは考えている。

## 生薬の組み合わせで変わる！

この組み合わせの妙を、具体的に苓桂朮甘湯《りょうけいじゅつかんとう》、苓桂味甘湯《りょうけいみかんとう》、苓桂甘棗湯《りょうけいかんそうとう》を例に述べてみたい。

苓桂朮甘湯という方剤の構成は茯苓《ぶくりょう》6・桂皮《けいひ》4・白朮《びゃくじゅつ》（あるいは蒼朮《そうじゅつ》）3・甘草2（グラム）であり、陽の状態での気逆《きぎゃく》（七五ページ）と水滞《すいたい》（八一ページ）を改善する。たちくらみ、動悸《どうき》、ノイローゼなどを治す効能がある。水滞の傾向を持つ人は気圧が急激に下がる場合に症状が悪化するが、それは生体内、とくに脳の神経細胞を取り囲みこれを保護するアストロサイトがふくらんでしまう結果ではないかとわたしは推測している。

これが「ふくろう症候群《しょうこうぐん》」にも有用であることは、第一章の症例三に記した。この症例では問診で、気圧の低下による症状の悪化とたちくらみを手がかりとして、この方剤を選んだものである。

苓桂味甘湯（苓桂五味甘草湯《りょうけいごみかんぞうとう》ともいう）の構成は茯苓6・桂皮4・五味子《ごみし》3・甘草2（グラム）で、苓桂朮甘湯とは白朮と五味子が入れ替わっている。この方剤は、陽の状態で、気とのぼせと下肢《かし》の冷え（上熱下寒《じょうねつげかん》）を改善する方剤である。耳の塞《ふさ》がった感じ、排尿困難などの訴えを治す効能がある。

古典にはこの上熱下寒のありさまを「酒を飲んで顔が赤くなったようである」と記されているが、わかりやすいたとえだと思う。

苓桂甘棗湯の構成は茯苓6・桂皮4・大棗《たいそう》4・甘草2（グラム）であり、苓桂朮甘湯とは白朮と大棗が入れ替わっている。陽の状態で、激しい気逆、ホットフラッシュを改善する。パニック症状、精神不安などを治す効能がある。苓桂味甘湯も気逆の病症を治すが、静的な気逆であるのに対して、この方剤は発作性の強い不安感や動悸発作を起こす点で、動的な気逆ということもできる。

この方剤がカテコラミンの異常な放出を改善するものであることは、第三章「気逆」の項にくわしく述べた。

❧

このように生薬を一つ入れ替えるだけでその適応病態が大きく変わる様子を何とかして学生諸君にわかってもらう方法はないものだろうかと考えて、「そうだ、モーツァルトの四重奏は使えないものか」と思いつき、音楽に精通している後輩の九鬼伸夫君と横山浩一君に相談したところ、ピアノ四重奏(K. 478)、フルート四重奏(K. 298)とオーボエ四重奏(K. 370)を教えてくれた。これらはヴァイオリン、ビオラ、チェロは共通しているが、一つだけ楽器が異なる。そしてそのアンサンブルはまったく違った響きを奏《かな》でるのである。そこで最近では、横山君が作製してくれたこれら三曲の頭の部分約四〇秒ずつのCDを講演の際に聞いてもらうようにしているが、評判が良い。

## 葛根湯

もう一つ、生薬を一つか二つ加えるだけで適応となる病態が大きく違ってくる話をしたい。

葛根湯《かっこんとう》の名前は、皆さん良くご存じのことと思う。実は、この方剤は桂枝湯《けいしとう》のバリエーションと見ることができる。桂枝湯の構成は桂皮3・芍薬《しゃくやく》3・大棗4・生姜《しょうきょう》1・甘草2(グラム)である。感冒《かんぼう》の初期で悪寒《おかん》があり、鼻がグズグズし、脈は浮脈《ふみゃく》で頻脈《ひんみゃく》(浮《ふ》・数《さく》)となり力が弱く、わずかに汗ばんでいることが、この方剤の適応となる証《しょう》である。

これに葛根《かっこん》6グラムを加えると、桂枝加葛根湯《けいしかかっこんとう》と呼ばれる方剤になる。桂枝湯の証に加えて、首の後ろがこっているのが使用目標になる。

さらにこれに麻黄《まおう》3グラムを加えたものが葛根湯である。その適応となる証は桂枝湯とはガラリと変わり、脈は浮脈で頻脈(浮・数)であるが力強く(実《じつ》)、首の後ろがこわばって痛み、汗ばむことはない。もしも汗ばんでいたら、葛根湯は決して用いないのである。

ここでわたしが言いたいことは、生薬一つ一つの薬能を勉強することは非常に大切ではあるが、方剤はこれら個々の生薬の単純な足し算ではないということである。したがって漢方方剤による治療を成功させるには、日ごろから古典や教科書などを学び、適応となる証をあらかじめ自分の頭のなかにデータベースとして蓄積しておかなくてはならないのである。

## 生薬分析の技術

ところで、近年の生薬成分の分析技術の進歩はめざましい。

わたしが漢方医学を学び始めたころは薄層《はくそう》クロマトグラフィーという方法くらいしかなかったが、一九七〇年ごろに高速液体クロマトグラフィーが開発された。なぜこの年を覚えているかというと、学生時代に薬学部の大学院生であった先輩とわたしとで日本酒の一級酒と二級酒(当時は税制上からか、このような等級分類があった)の相違をこの高速液体クロマトグラフィーで分析するという遊びをしたからである。違いがみつからなかったことはいうまでもない。これで分析できるのはエタノールなどの低分子成分だけで、お酒の味の決め手となるアミノ酸などは分析できなかったからである。

笑い話はさておき、最近では三次元の高速液体クロマトグラフィー(HPLC)という方法が開発されている。図23には釣藤散《ちょうとうさん》の分析図を掲げた。この図から含まれているアルカロイドの種類と量がわかる。HPLCはイオン交換樹脂《じゅし》を詰めた細いカラム(円筒状のもの)の一方から分析資料を高圧で注入し、カラムから順次分離されて出てくる化合物を紫外線検出器で検出する装置である。この検出する紫外線の波長を変えていくと、三次元的な検出波が得られる。数年前に、薬学部の共同利用棟の分析室を見学して驚いたことは、この高速液体クロマトグラフィーの機械が質量分析計やＮＭＲ（核磁気共鳴分析器）に直結しており、すでに知られている化合物はコンピュータが自動的に画面表示してくれるようになっていた。

わたしが漢方医学を勉強しはじめた一九六四年当時の「生薬学」の教科書には、「葛根」の成分として「デンプン」とだけ記されていた。しかしいまでは、さまざまなアルカロイドが記されている。ここ五〇年の間の分析技術の進歩はすばらしく、まことに感無量である。

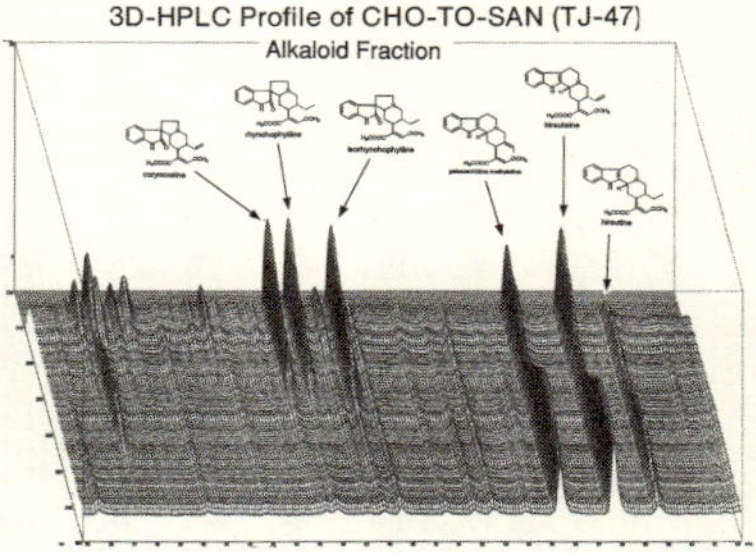


図 23　釣藤散の三次元の高速液体クロマトグラフ

アルカロイド類の分析図．化合物が紫外線を吸収する性質を応用して検出しているが，この図の下から上方向にスキャンする紫外線の波長が短くなっている．

## 三　上面作戦

### 瘀血の研究

両面作戦ということばはあるが、上面作戦《じょうめんさくせん》はわたしの造語である。ルービックキューブ（図1）の上面、つまり、生体内で起こっている現象そのものを見て、あらたな治療法を展開しようという作戦である。

「日ごろから、古典や教科書あるいは学術誌に公表される治療経験などを学ぶ」というデータベースの構築作業は実に莫大《ばくだい》な量であるから、ほとんどの漢方の臨床家は学びきらないうちにその生涯をおえてしまう。しかしわたしは気づいた。学びきることに拘泥《こうでい》しないで、あらたな視点から漢方方剤を古典にとらわれずダイナミックに応用する道である。その一例として瘀《お》血《けつ》について考えてみよう。

わたしが富山医科薬科大学に赴任して最初にとり組んだ研究が、実はこの瘀血病態の科学的研究であった。瘀血は「スラスラと流通すべき血《けつ》が何らかの障害によりスムーズに流れなくなった病態」と定義されている。これを何とかして科学的に明らかにしてみたい。それも患者さんにできるだけ負担や危険性のない方法がよい。

この熱い思いが天に通じたのであろうか。日本微小循環《びしょうじゅんかん》学会に参加したところ、大阪・国立循環器病センターの対馬信子先生が糖尿病《とうにょうびょう》患者さんの眼球結膜(白目)の微小循環(細い血管の血液の流れ)のありさまを特殊な顕微鏡《けんびきょう》で撮影した動画を供覧《きょうらん》してくれたのである。わたしは「これだ!」と衝撃的な感動を覚えた。

そこで早速に国立循環器病センターを訪問し、この顕微鏡システムを見せていただいた。オリンパス社と共同開発したこのシステムは、眼科で広く用いられている細隙灯顕微鏡《さいげきとう》の倍率を高め、さらにその画像をビデオテープに記録できるものである。価格をおたずねしたところ「たいしたことないわ、五〇〇万円よ」ということであったので、早速購入することにしたが、実はこれを研究に用いるには、画面上の二点間の距離を測定する装置やタイマーなどさまざまなオプションが必要で、結局、二〇〇〇万円の研究費を投入する結果になった。今だからこそ語れるが、当時わたしは費用の捻出《ねんしゅつ》に青くなった。

しかし、これだけの研究費を投入した甲斐《かい》はあった。というのは、眼球結膜に無熱光《むねっこう》を照射《しょうしゃ》し、患者さんには一点を数十秒間見つめてもらうだけでよいので、多数例での観察が可能であったからである。そして予想どおり、そして先の瘀血の定義のとおり、瘀血の患者さんでは、直径が約一〇〇ミクロンの微小血管のなかの赤血球が塊《かたまり》を形成し、ドロドロと流れ、流速が著《いちじる》しく低下していることを動画と数値で明らかにすることができたのである(次ページの図24)。

しかも個人の眼球結膜の血管の形は何ヶ月たとうと不変であるので、桂枝茯苓丸《けいしぶくりょうがん》などの瘀血を改善する一群の方剤の効き目も、これらの方剤を投与する以前と一ヶ月後、半年後で比較検

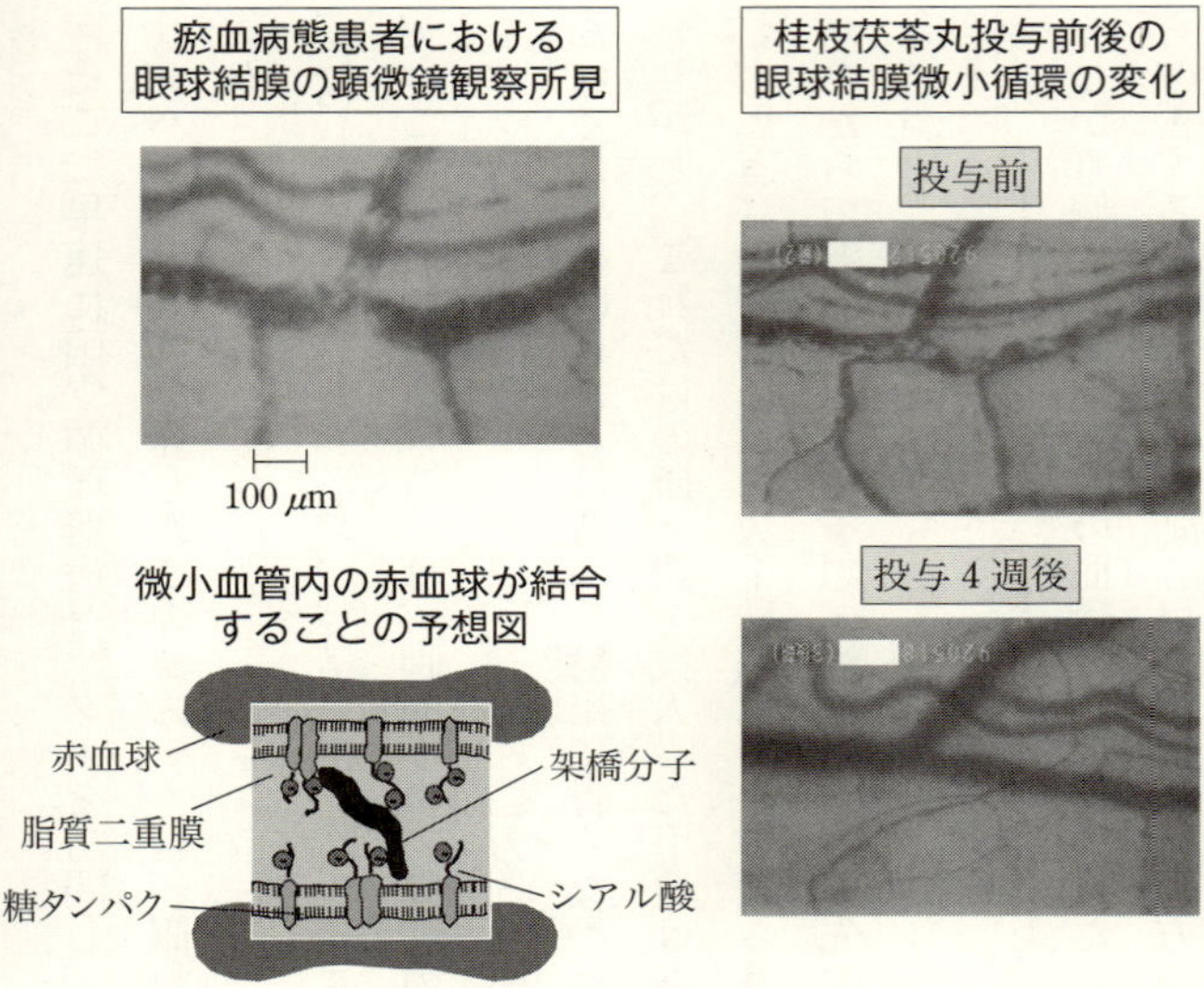


**図 24**　眼球結膜の微小循環の観察

討することも容易にできたのである。

そして、さらに研究は「なぜバラバラに流れなければならないはずの赤血球が塊を形成するのか」の解明に進んだ。

赤血球一つ一つの表面にはシアル酸が分布し、マイナスに荷電しているので、相互に反発するようにできている。これは膜表面の面積を大きくし、酸素と二酸化炭素のやりとりをするのに合理的な仕組みなのである。ところが瘀血の患者さんでは、赤血球がくっついてしまっている。そこで想像したことは、何らかの物質(架橋分子《かきょうぶんし》)が二つの赤血球を結びつけていることである（図24）。

こうして数年が経過した折に、タンパク質の質量分析法の開発で田中耕一さんがノーベル賞を受賞した（二〇〇二年）。この質量分析計はすぐに富山医科薬科大学・和漢薬研究所に導入されたので、済木育夫教授のお力添えを得て、その架橋分子が、フィブリンなど高分子タンパクの断片であることが明らかになった。そして瘀血を改善する方剤は、数ヶ月の服用でこの異常タンパクを消しさることもわかったのである。いうまでもないことであるが、この実際の研究は富山大学医学部・和漢診療学講座の嶋田豊教授をはじめ私の後輩の皆さんが実行してくれたものであり、感謝している。

## 漢方のあらたな臨床応用

このように瘀血を改善する方剤（駆瘀血剤《くおけつざい》）の効果が発揮されるメカニズムがわかると、これまで古典や教科書に記されていた範囲をはるかに超える臨床応用が展開される。脳のＭＲＩ画像で小さな脳梗塞《のうこうそく》が散在《さんざい》する患者さんは「血がスムーズに流れなかった」ための病変であるから、これには積極的に用いるとよい。脊柱管狭窄症《せきちゅうかんきょうさくしょう》にも応用できる。膠原病《こうげんびょう》に伴う微小血管《びしょうけっかん》障害《しょうがい》にも応用できる。

第一章の症例二に糖尿病性網膜症《とうにょうびょうせいもうまくしょう》を記したが、この患者さんに投与した桂枝茯苓丸が網膜の血管の血流を改善し、とくに視力にとって重要な黄斑部《おうはんぶ》（目のレンズの焦点）の視細胞《しさいぼう》（光を感知する細胞）を健全化したのは、この方剤の持つ血液サラサラ作用の結果なのである。

少々、しつこくなるが、もう少しおつき合いいただきたい。

微小循環障害は、組織への酸素の供給を低下させる。そうすると組織細胞は酸性に傾く（アシドーシス）。このアシドーシスは、インスリンに依存して細胞内に運びこまれるブドウ糖の量を減らす。ブドウ糖が不足すると、細胞は細胞内から水をくみだすナトリウム・カリウムポンプを動かすエネルギーが得られない。その結果、組織細胞は水浸《みずびた》しになり、機能を発揮できなくなるというプロセスをとるのである。症例として掲げた患者さんでは、視力を保つのに最も重要な黄斑部の浮腫《ふしゅ》がみられたが、微小循環がよくなることで、これが改善していた。

水浸しの状態が、黄斑部浮腫として観察されたのである。視力が驚くほどに改善したのは、この黄斑部の視細胞が元気を取り戻したのだとわたしは考えている。これに加えて、次節で記すアクアポリンにブレーキをかけて、すでにむくんだ細胞に水が流れ込まないようにした可能性もある。

黄斑部浮腫は、眼科の専門医が日常的に出会っているありふれた病態であるが、これを改善するたしかなクスリは知られていない。一方、これまでの漢方医学ではこのような病気があることなどわかるはずがない。したがって、その治療経験の記述はないのである。

漢方医学ではこれまでただ、瘀血という病態だけが経験的に知られていた。一方、西洋医学では、その治療がむずかしい黄斑部浮腫という病態が知られていた。漢方医学と西洋医学の側面があるルービックキューブの上面を瘀血病態の科学的研究をとおしてみると、この黄斑部浮腫の対処法が見出せたというわけである。これはまさしく「あたらしい知の創造」であり、和漢診療学の本質の一部がここにあるといえる。

## 四　利水剤と最先端の研究

**コンパートメント**

寝台特急の北斗星が二〇一五年の八月で廃止になった。とてもさみしい。

寝台特急にはコンパートメントと呼ばれる区切りがあった。

なぜ寝台特急と利水剤《りすいざい》に関係があるかというと、わたしたちの体内の水の分布は、細胞のなか、細胞と血管の間の部分、そして血管のなかと区切られて分布しており、この区切りをコンパートメント(compartment)と、医学、薬学でも呼ぶからである。

西洋医学・薬学の分野では「利尿剤《りにょうざい》」という用語があるが、漢方医学では「利水剤」という用語が広く用いられている。この二つの用語の違いを説明するためには、このコンパートメントの考えが必要なのだ。

利尿剤は、「血液のなか」という一つのコンパートメントの水を腎臓から排泄《はいせつ》する作用のある薬剤のことである。一つの腎臓には腎糸球体《じんしきゅうたい》が一〇〇万個もあって、メッシュ構造をしている。このメッシュは赤血球や高分子のタンパク質は通さず、水や糖、低分子タンパク質、尿素、ナトリウムなどの電解質など低分子成分だけを通過させる。ここで濾過《ろか》される水は一日に一五〇～二〇〇リットルであるが、わたしたちが実際に尿として排泄する量は多くて二リットルである。なぜそうなるかというと、糸球体で濾過された水が、その後にとおる尿細管で再吸収されるからである。利尿剤は、この水の再吸収にブレーキをかけて尿量を多くするための薬剤である。

ところが臨床の実際で経験することは、腹腔内《ふくくうない》に水がたまる(腹水《ふくすい》)患者さんに利尿剤を用いても、血管のなかの水が少なくなるだけで腹腔というコンパートメントの水は容易には取り除けないのである。これは利尿剤が「血液中の水」という一つのコンパートメントはコントロールできるが、となりのコンパートメントの水は動かせないことを意味している。

## 漢方の利水剤に科学の光

一方、漢方の利水剤はこの複数のコンパートメントの間の水の分布を調整するものとされてきた。これは臨床経験から利水剤が腹水をコントロールしたり、手足のむくみが改善しているのに尿量は増加していなかったり、利尿剤では効果のなかった脳浮腫《のうふしゅ》が利水剤で改善するという観察から、ながらくそのように考えられてきたのである。

ところが最近になって、この利水剤に科学の光が当たることになった。それは細胞膜に存在するアクアポリンの発見のおかげである。アクアポリンは細い穴を中心に持ったタンパク質で、細胞膜の内外の水の移動を、エネルギーを必要とせずにおこなうのである。ジョンズ・ホプキンス大学のピーター・アグレ(一九四九年〜)によって、一九九二年に発見された。アグレは二〇〇三年に、この業績によりノーベル生理・医学賞を受賞している。

つまり、このアクアポリンによって従来の利尿剤とはまったく異なった水のコンパートメントの間の移動が説明できるようになったのである。この最新の知見を漢方方剤の薬理作用と関連づけた研究をおこなったのが、東京理科大学薬学部の礒濱洋一郎《いそはまよういちろう》教授である。

漢方方剤のなかで利水剤と呼ばれる一群の方剤には、五苓散《ごれいさん》、苓桂朮甘湯《りょうけいじゅつかんとう》、猪苓湯《ちょれいとう》、真武湯《しんぶとう》などがある。礒濱教授は五苓散がアクアポリンを抑制し、脳浮腫が起こるような場合にこれにブレーキをかけることを明らかにしている。詳細はウェブサイトで「礒濱洋一郎　漢方方剤アクアポリン」で検索していただきたいが、この脳浮腫とは神経細胞をとりかこんで血液からのエネルギーを供給するアストロサイトと、それに加えて血管とアストロサイトの間が水浸しである状態をいうのである。

「行《い》ってはいけないコンパートメントへの水の移動にブレーキをかける」。これが利水剤の本質であると礒濱教授は記している。つまり、脳が損傷されたときに脳浮腫が起こるが、この損傷部位に水が過剰に移動し、むくみが起こるのを五苓散が防ぐというのである。溜まった水を排泄することだけを考えていた「利尿剤」とはまったく別のことが起こっているわけで、この

「逆転の発想」にわたしは感動すらおぼえる。

## 緑内障治療への可能性

このように考えると、たとえば正常眼圧緑内障《りょくないしょう》に利水剤で対処できる可能性がある。わたしは現在、数例のこの病気の患者さんに苓桂朮甘湯を用いて治療中であるが、眼圧が低下し、視野欠損《けっそん》の進行が停止している。ただし、五年、一〇年の時間軸でその評価をしなければならないので、安易に有効であるとは現時点ではいうことを控えたい。

ところで、眼圧というのは目のなかのリンパ液（房水《ぼうすい》という）の圧力をいうが、当然のことながらこのリンパ液の産生《さんせい》と排泄のバランスによって正常な圧力に保たれる仕組みになっている。排水路をシュレム管と呼ぶが、これが塞《ふさ》がると眼圧が上昇し、緑内障という病気が起こる。

この眼圧は一日のうちでも適度に変動している点が重要である。というのは圧力が一定のままでは網膜がやすまるヒマがなく、血流も低下傾向に維持されたままになってしまうので視細胞がダメージを受けるのである。正常眼圧緑内障は、排水管は塞がっていないのに、この圧力の変動がないために視細胞がダメージを受けている病気である。

そこでわたしは「発想の逆転」で考えた。房水の産生量を少なくすればよいのではないかと。この考えを後輩の眼科医である山本昇伯君に相談した。「房水の産生を少なくする治療薬はないのですか」と。答えは「β《ベータ》ブロッカーの点眼薬などを用いていますが、とても治療がむずかしいです」とのことであった。

ところが苓桂朮甘湯には、これを制禦《せいぎょ》できる可能性がある。「行ってはいけないコンパートメントへの水の移動にブレーキをかける」のが利水剤であるが、「行かせたくないところに行かせない」場合、つまり、過剰な房水の産生を抑制することにも応用できる可能性があることを見出したのである。

### 再び「ふくろう症候群」

「ふくろう症候群」(第一章の症例三)についても考えてみたい。これも苓桂朮甘湯によって治療したが、この症例では起立性の低血圧が見られた。この起立性調節障害の仕組みは、プロ野球の阪神タイガースのファンが七回の攻防のときに飛ばす風船をイメージしてもらうとわかりやすい。あの細長い風船に水を入れたと、ご想像いただきたい。この風船を手に持ってぶらさげたらどうなるだろう。風船の水は下のほうにたまって、ビローンとたれさがる。わたしたちの体の静脈系も液体の入った細長い風船とまったく同じなのだ。ところが、起立したときに下半身に血液がたまってビローンとはならない仕組みを持っている。

皮膚や筋肉があるから、たまりが制限されるのが第一の仕組みであるが、さらに交感神経の反射性興奮によって、静脈が引き締まり、たまりをふせぐのである。こうしないと脳にゆく血液が少なくなり失神してしまうのだ。この患者さんでは「たちくらみ」があったが、これも脳にゆく血液が失神するほどではないが一時的に減ってしまうための症状と考えてよい。

このように考えると、起立に伴う反射性の交感神経活動が鈍くなっていると想定される。これを苓桂朮甘湯は改善する。そのことは「ふくろう症候群」の改善とともに、寝ていたときと起立したときの血圧の変化が、小さくなっていることからわかる。

問題は、どのようにしてこの反射メカニズムをすばやく作動するようにしたのかということである。この反射は視床下部《ししょうかぶ》と脊髄《せきずい》の交感神経細胞によって起こるのだが、先に述べたように、神経細胞をとりかこんでいるアストロサイトが水浸しで、この細胞を経由して神経細胞が受け取るエネルギーが少なくなってしまい、神経細胞がすばやく働けない状態であったのだ。この水浸しの状態を、このクスリが改善したのである。漢方医学のことばを使えば中枢神経系の「水滞《すいたい》」を改善したのだ。

利水剤と呼ばれる方剤が、「行ってはいけないコンパートメントへの水の移動にブレーキをかける」ことがアクアポリンの発見によって明らかにされたが、この場合の「行ってはいけないコンパートメント」はアストロサイトなのである。

覚醒《かくせい》と睡眠がどのような脳内メカニズムでスイッチングされるかは、いまだハッキリとは解明されていないが、脳のなかにある松果体《しょうかたい》から分泌されるホルモンが関係することはたしかなようである。片頭痛《へんずつう》の場合に視床下部のオレキシン産生細胞が元気を失っていることを述べたが、この苓桂朮甘湯は松果体の細胞を元気にするのが得意なクスリと考えてよい。

この理由は二つある。利水剤ならなんでも良いと考えて五苓散を用いても「ふくろう症候群」は治らないこと、もうひとつは、この方剤の茯苓《ぶくりょう》、白朮《びゃくじゅつ》、甘草《かんぞう》には気虚《ききょ》を改善する効果があり、この組み合わせが松果体の細胞を元気にするのに最適なのである。この組み合わせに人参《にんじん》が加わると四君子湯《しくんしとう》と呼ばれ、気虚を改善する最も基本的な方剤である。

## 五　方証相対論

ここでは、第一章の症例一三に記した柴胡桂枝湯《さいこけいしとう》という方剤を例にあげて、「方証相対論《ほうしょうそうたいろん》」について述べてみたい。これは日本漢方の特色をなす考え方で、現在、中華人民共和国で実践されている「中医学《ちゅういがく》」との決定的な相違点である。次の章で述べる吉益東洞《よしますとうどう》〔参考文献三〕の最大の業績といえるかもしれない。

### 柴胡桂枝湯の証

柴胡桂枝湯の証を、まず考えてみたい。

①急性熱性疾患の亜急性期《あきゅうせいき》の場合

亜急性期というのは、感染症に罹《かか》ってから数日を経過した時期をいう。

上熱下寒《じょうねつげかん》の傾向があり、少し赤ら顔で、朝には平熱であるのに午後になると微熱が出る。自然発汗の傾向があり、皮膚がしっとりしている。脈は浮《ふ》・弦《げん》・弱《じゃく》。舌にはうすい白苔《はくたい》がある。

腹壁《ふくへき》の力(腹力《ふくりょく》)は中程度。胸脇苦満《きょうきょうくまん》や心下痞鞕《しんかひこう》がみられる。両側の腹直筋《ふくちょくきん》が、わずかに緊張している。胸骨《きょうこつ》の剣状突起《けんじょうとっき》(胸の骨の下端)と臍《へそ》の中間点にシコリ(心下支結《しんかしけつ》)があり、圧痛を伴うことがある。

②さまざまな慢性疾患の場合

精神的に過敏で怒りやすい。少し赤ら顔で汗をかきやすい。食欲の低下や口が苦く、粘ることがある。脈は弦・弱。舌には白苔がみられる。腹力は中程度で、胸脇苦満や軽度の心下痞鞕がみられる。両側の腹直筋が、わずかに緊張している。胸骨の剣状突起と臍の中間点にシコリ(心下支結)があり、圧痛を伴うことがある。

ここに掲げた①と②を含めた病態の姿が柴胡桂枝湯の証である。この姿であることを見抜けば、西洋医学的診断が緊張型頭痛、胃炎、膵炎《すいえん》、肝炎《かんえん》、腎炎《じんえん》、腰痛、月経困難症とさまざまであっても、柴胡桂枝湯を用いるのである。ただしここで確認しておきたいことは、緊張型頭痛のすべてに柴胡桂枝湯がよいわけではない。この方剤の証をあらわしている頭痛にだけ有効なのだ。

何度か記したように、この方剤と患者さんがあらわしている全身の姿が一致しているかどうかを判断するには、わたしたち医師、薬剤師の側にデータベースをあらかじめ作り上げておかないといけない。

また、漢方医学での診断と治療の関係は、すでに皆さんお気づきのように、証の診断ができたときに方剤が決まるので、診断はすなわち治療薬剤の決定ということになる。

## 方証相対論

このようにして、最も適切と考えられる方剤を証と対応させる方法論を、方証相対論というのである。西洋医学の病名とは、基本的に無関係である。

図25には、この関係について地球儀を例に示した。

西洋医学の病名をたて割りの経度《けいど》とすると、証は横割りの緯度《いど》である。したがって西洋医学の病名にかかわらず、たとえば、小柴胡湯《しょうさいことう》の証と決まれば、これを投与するのである。ここで基本的に、というわけは、西洋医学の病名と証とが、かなりの確率で一致することがあるから

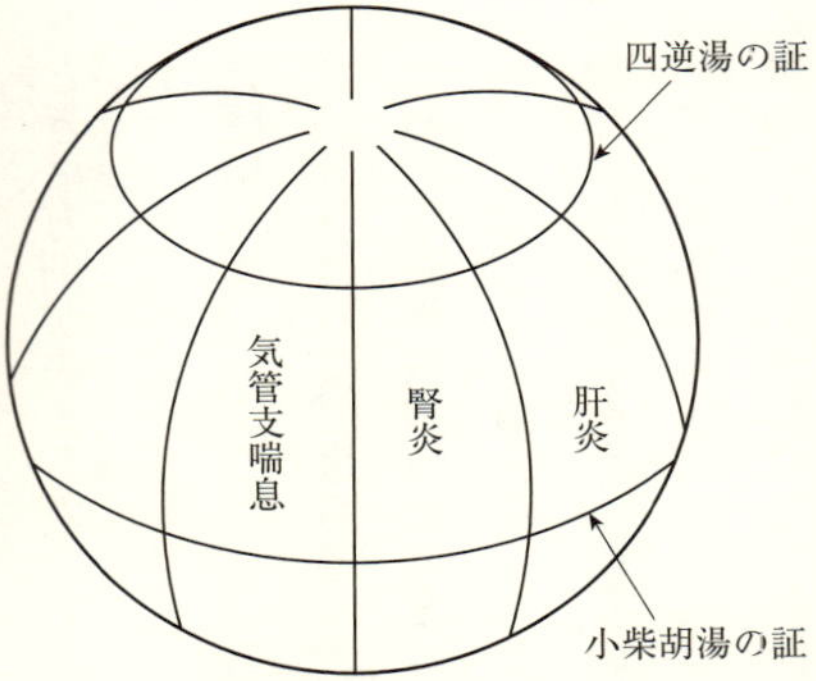


**図 25**　漢方医学の証と西洋医学の病名との関係

地球儀にたとえると，西洋医学の病名は経線，漢方医学の証は緯線である．

で、インフルエンザの場合の麻《ま》黄湯《おうとう》の証、アレルギー性鼻炎と小青竜湯《しょうせいりゅうとう》の証などは、この例である。

この方証相対論を用いると、西洋医学では病名のつかない病状にも対処できる。これがそれまで苦労していくつもの病院をめぐっても治らなかった不具合を、漢方がいとも簡単に治せてしまう〝魔法〟の本態《ほんたい》である。

## 六　臨床比較試験

### 漢方エキス製剤の保険適用

一九七六年に漢方エキス製剤が大幅に医療保険で使えるようになったが、それから一五年ほど経過したころ、健康保険財政の逼迫《ひっぱく》に伴って、おそらく財政当局からであろう、漢方エキス製剤は効くか、本当に効くのかどうかわからないものを保険に収載《しゅうさい》して、貴重な保険料をつぎ込んでよいのか、という意見が湧《わ》き出てきた。

その背景には、ＯＴＣ（薬局でカウンター越しに販売される医薬品）であった漢方エキス製剤に改良を加えて医療用の医薬品として保険制度のなかに組みこんだという、いわば超法規的な経緯があるように思う。しかし、わたしに言わせてもらうと、先の世界大戦の後の医療行政における善政は、国民皆保険制度の確立（一九六一年）と漢方エキス製剤の保険薬価収載の二つが金メダルと銀メダルだと考えている。よく政治家の皆さんが「高度な政治的判断」ということばを用いるが、漢方エキス製剤の保険薬価収載は、ある既定のルールの枠を乗り越えて国民を本当に幸せにする「高度な政治的判断」であったと思うからである。

とはいえ、漢方エキス製剤が本当に効くのかを証明することは必要な手続きであろう。このような趣旨で厚生省は、漢方エキス製剤の八品目を再評価指定品目に指定した。今から二四年ほど前（一九九一年）のことであった。実はこれに先だって「漢方エキス製剤の臨床試験方法に関する研究班」が設置され、わたしはその初回から委員を務めたのである。

ここでの漢方医学の専門家としてのわたしの役割は、たとえば慢性肝炎を対象として小柴胡湯《しょうさいことう》の有用性を評価する場合に、慢性肝炎の患者さん二〇〇人に同じくこのクスリを投与するのでは漢方エキス製剤にとっては非常に不利になってしまうので、漢方医学の考え方を臨床試験にどのようにして持ち込むかというものであった。

なぜかというと、前節で述べたように小柴胡湯の証を備えた患者さんを選び出さなくては、正当な評価とはいえないからである。臨床試験の対象患者さんを、あらかじめ選別する必要があるのだ。ところが実際には、慢性肝炎の患者さんを二〇〇人集めることだけでも容易なことではない。しかもその患者さんを、あらかじめ選別する必要がある(図26)。

この臨床試験には、全国の肝炎の専門医が一施設で五人程度を担当して協力してくれることになったのだが、大問題はこのような肝臓病の専門医に「陰陽《いんよう》」であるとか「胸脇苦満《きょうきょうくまん》」などのことばが通じないことである。

そこでわたしが提案したのは、「陰」や「虚」の状態の人をこの臨床試験から除外するために、ひどく体の冷える人、すぐに下痢《げり》をするような人、気力体力が衰えている人は対象外とすること(裏のしばり)、そして、「陽」の人を選び出すために、体温が正常かやや高めで、口の苦味やねばりを自覚する人で、上腹部に違和感があり、気力体力が衰えていない人(表のしばり)というように、あらかじめ条件を設けることであった。まことに不充分ではあるが、これによって「陰」で「虚」の状態の患者さんを除外し、このクスリにふさわしい人を選び出す工夫をしたのである。

### 臨床比較試験をおこなう

このような、あらかじめ条件を設定して、二重盲検《にじゅうもうけん》臨床比較試験（後出）をおこなうことは世界的に認められているフェアな方法なのである（前層別《まえそうべつ》という）。ただし、この臨床比較試験によって有効性が確認された場合には、そのクスリの効能効果の項目に「体力中等度で」という但《ただ》し書きがされる。現在、保険で用いられている漢方エキス製剤にはこの但し書きが記されているものがほとんどであるが、陰陽や虚実、気血水《きけつすい》などの漢方医学の用語を用いることが現在の厚生労働行政のなかでは認められていないので、苦しい書き方になっているのである。

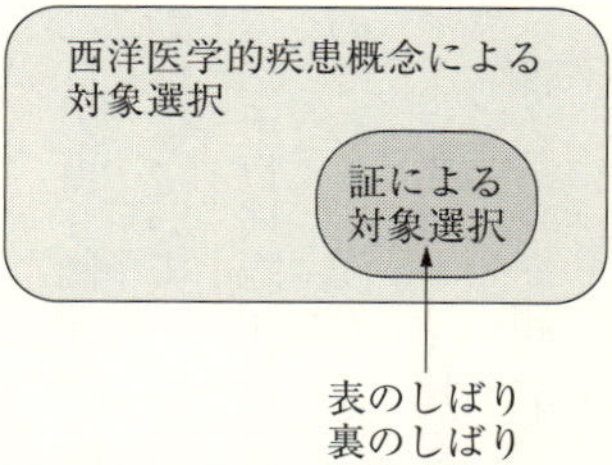


**図 26**　漢方エキス製剤の無作為化試験の工夫

幸いにこの再評価（二重盲検臨床比較試験）によって漢方エキス製剤の有効性が証明されたことに、わたしは胸躍る気持ちを抱いている。

この再評価作業に刺激されて、わたしも仲間とともに、釣藤散《ちょうとうさん》の脳血管性認知症に対する有効性について、プラセボ(偽薬《ぎやく》)を対照とした二重盲検臨床比較試験で明らかにした。

二重盲検臨床比較試験というのは、被検薬《ひけんやく》(効き目を評価したいクスリ)とプラセボを用いるのである。漢方エキス製剤は生薬を煎《せん》じた液を濃縮し、乳糖《にゅうとう》の粉末でからめて作られているので、プラセボは乳糖を主にして、味や色を調整して作製した。

四人分を一組にし、本物、偽物、本物、偽物のように順番に割り付ける。この割り付け順序は乱数表によっておこない、本物二人分、偽物二人分の順序がバラバラになるようにして一組にする。何組の何番が本物か偽物かはコントローラーがおこない、この機密資料は銀行の金庫にしまい、臨床試験が完全に終了した時点で全員の前で初めて公表する。

試験を実施するわたしたちは、試験に協力してくれた患者さんに、来た順序で一組の一番のクスリをさしあげ、次の患者さんには一組の二番をさしあげる。クスリを処方するわたしたちも、それが本物か偽物かはわからない(盲検)。服用してくださる患者さんにも、本物か偽物かはわからない(盲検)。そこで、このような臨床研究を二重盲検臨床比較試験というのである。

ずいぶん倫理的には問題のある方法であるから、大学の倫理委員会で厳重な審査を受け、患者さんとその家族にも研究の目的を十分に説明し、文書で同意していただいた。

この釣藤散の研究をおこなった当時には認知症に有効なクスリがまったくなかったので、患者さんもこころよく一二週間の試験に協力してくれたのであった。なぜこのように倫理的に問題のある試験をしなければならないかというと、医師からクスリを処方してもらうだけで症状が改善する患者さんもいるからで、これをプラセボ効果という。

この研究に要した費用は厚生省の長寿科学研究費によるものであったが、当時の厚労省の担当官さんに、「この金額で実行可能ですか」と心配されてしまった。製薬企業がこのような研究をおこなうと何億円という莫大な費用が必要であるが、わたしとその仲間は「漢方医学を愛する絆《きずな》」で結ばれており、ボランティアで試験を実行してくださり、クスリは(株)ツムラさんからの無償供与、プラセボの作製(試行錯誤のくりかえしで一年半かかった)もツムラ中央研究所の支援(無料)を得たので、六〇〇〇万円でなしとげられたのであった。

この研究成果は国際誌に掲載されたが、この論文は、漢方方剤の二重盲検臨床比較試験について日本で最初の国際的な情報発信であった〔参考文献五〕。

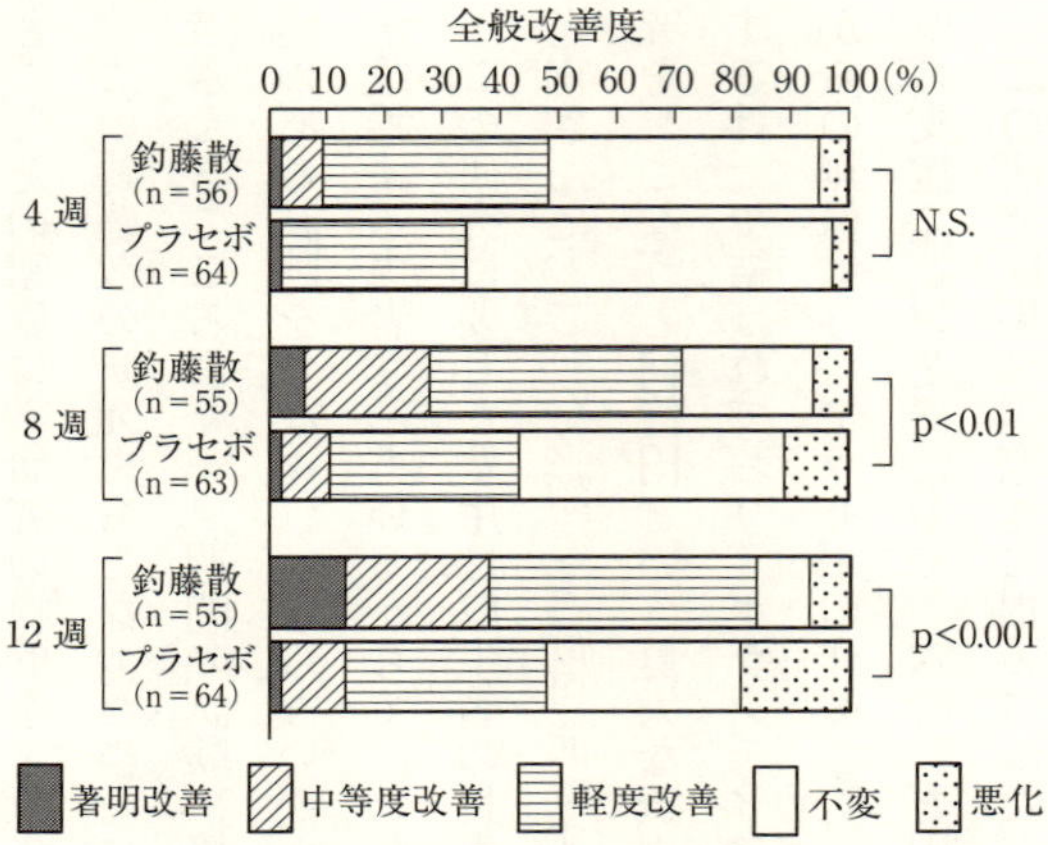


**図27**　脳血管性認知症に対する釣藤散の二重盲検臨床比較試験結果

プラセボ(偽薬)との間に有意な差があり，釣藤散が有効であることが示されている．

この本には最終全般改善度の結果を一枚だけ掲げたが(図27)、ここからもわかるように、脳血管性認知症に釣藤散が有効であることが証明されたのである。プラセボでも一〇%程度の有効な例があることは、プラセボ効果というものが確かにあることを示している〔参考文献六〕。図27の右端に記したN.S.とpは、推計学的におこなった有意差検定で、N.S.は二群間に有意差がないこと、pの値が〇・〇一以下、〇・〇〇一以下はプラセボとの間に有意差のあることを示している。つまり、有効性が明らかに認められたということである。

## 七　漢方薬の副作用

漢方薬、あるいは和漢薬ということばの響きは何となく安心感をあたえるものである。その証拠に、テレビのコマーシャルにも「和漢薬配合の○○」とか「○○漢方○○薬」などのことばが用いられている。

漢方薬には副作用がないと、ながらく信じられてきた。しかし、残念ながら副作用があるのが事実である。

ただし、その副作用は極めて稀《まれ》である。このようなことがわかったのは、医療機関で漢方エキス製剤が用いられるようになったので、さまざまな検査がゆきとどき、副作用が見つけ出されるようになったからである。

**薬剤性の間質性肺炎**

最も重大な副作用は、薬剤性の間質性肺炎《かんしつせいはいえん》である。これは一種のアレルギー反応と考えられているので、いつ、だれに起こるのかが予測できない。その初期症状は発熱と痰《たん》のからまない咳《せき》(カラ咳)、息苦しさである。したがって、漢方エキス製剤を服用中にこの症状があらわれたときには、ただちに服薬を中止し、処方してくれた調剤薬局あるいは医療機関に可能な限り急いで連絡してほしい。

服薬の中止だけで改善する例が多いのだが、胸部のレントゲン撮影でハッキリと異常があればステロイド剤で治療することが必要である。

大変に残念なことに慢性肝炎の治療にインターフェロンと小柴胡湯を併用《へいよう》した事例でこの間質性肺炎が起こり、十数人の死亡例が過去に発生した。このために、この二つのクスリの併用は禁忌《きんき》であると厚労省から警告が出されている。

### 偽性アルドステロン症

次に比較的多く見られる副作用としては、偽性《ぎせい》アルドステロン症がある。漢方エキス製剤を服用して三〜四週間後にあらわれることが多い。体がむくみ、血圧が高くなり、血液中のカリウムの濃度を測定すると低くなっている。

この三つのことがらは副腎《ふくじん》から分泌されるアルドステロンというステロイドホルモンが高くなったときに見られ、これをアルドステロン症と呼ぶのだが、漢方エキス製剤を服用中にこの三つの徴候があらわれたときの血液中のアルドステロンの値は高くなっていない。そこで、偽性アルドステロン症と呼ぶのである。

この副作用は漢方方剤に配合されている甘草のなかのグリチルリチンが原因と考えられている。このグリチルリチンは腸内細菌によって代謝《たいしゃ》されるが、ある種の腸内細菌を持つ人では、その代謝物が体内に蓄積されてしまい、これがアルドステロンに似た作用を持つので、この副作用があらわれるのである。わたしたちそれぞれが持っている腸内細菌は生まれてから一生の間変わらないので、この副作用を起こした人は甘草をふくむ漢方エキス製剤を服用しないようにするとよい。

この副作用が最近になって比較的めだつようになったが、皮肉にもこれは漢方エキス製剤の普及が影響している。内科、整形外科、泌尿器科などで、甘草をふくむ漢方エキス製剤が何種類か処方されるために、体内に入る甘草の量が多くなってしまい、副作用が起こりやすくなるのだ。

このほかに、薬剤性の肝機能障害、薬剤アレルギーによる皮膚湿疹《しっしん》が起こることもある。また麻黄《まおう》の成分であるエフェドリンによって、動悸や排尿困難などが起こることがある。

さらに、漢方エキス製剤はその半分が乳糖であるから、日ごろ牛乳や乳製品で下痢などを起こす、乳糖不耐症《にゅうとうふたいしょう》の人では、漢方エキス製剤を服用すると、おなかが張り、下痢をすることがある。わたしはこのような患者さんには、乳糖分解酵素をいっしょに飲んでもらうようにしている。

この副作用を可能な限り早期に発見して対処するのは医師・薬剤師の責務であるから、わたしは漢方薬を投与開始する時点で血圧と体重の測定、血液検査による肝機能や電解質(とくにカリウム)のチェック、浮腫の有無のチェックを必ずおこなうようにしている。また、服薬開始後にも、定期的にこれらの項目は慎重に経過観察する必要がある。また、患者さんにもこのような副作用が起こる可能性があることを、調剤薬局の薬剤師さんが伝えることになっている。

# 第六章　日本における漢方の歴史

## 一　わたしの歩み

### 医学教育のなかの漢方

教科書的な歴史を記す前に、まず、わたし自身の歩みの足跡からはじめることにしようと思う。

日本で漢方医学を再び臨床で用いるという気運が起こったのは、一九七六年に一四七種類の漢方エキス製剤が医療保険制度のなかで使えるようになってからである。漢方方剤《かんぽうほうざい》はこれまでに記してきたような漢方医学の視点で用いなくては、その安全性や有効性は望めない。陰《いん》と陽《よう》の病態《びょうたい》をとりちがえるようでは、ダメなのである。

そこでこの臨床的な動きを後追いする形で、医学教育のなかに漢方医学に関連するカリキュラムが組みこまれた。全国の医学部・医科大学で、二〇〇一年の新入生からこの教育が実行されている。さらに薬学教育でも新カリキュラムが二〇〇二年から導入された。この医学・薬学教育の漢方関連カリキュラムの歴史は一五年が経過したところであり、中学校から高等学校へ進む年齢しか重ねていないが、漢方医学に対する無知から生じる誤解を解くだけでも、医療界における意義ははかりしれない。

このようなカリキュラムにそった教育がおこなわれる以前には、どのようにしてこの漢方医学が教育されてきたかというと、それは医学部、薬学部の教育とはまったく別に、自分の意志で、あたかも学習塾で自主的に学習するのと同様に、指導者を見つけてその臨床の実際や基礎理論を学ぶという道しかなかったのである。

## わたしはどのように学んだのか

わたし自身もこうして漢方医学を学んだ経歴の持ち主であるから、その足跡のあらましと、なぜ和漢診療学にたどり着いたのかをお話ししようと思う。

わたしがこの世に漢方医学というものがあることを知ったのは、実は幼少時からである。わたしの叔父《おじ》であり、後に漢方医学の師匠となった小倉重成《おぐらしげなり》がわたしの父親に漢方薬を処方してくれていたので、その煎《せん》じ薬《ぐすり》の匂いには慣れ親しんでいた。中学生のときには国語の先生のおさそいで詩吟《しぎん》を習い、漢字文化のおもしろさを知った。都立両国高校では国語教育が充実しており、現代国語、古文、漢文についてガッチリと学んだ。この国語力がなければ漢方医学の古典などを読めなかったわけであるから、両国高校には感謝の気持ちで一杯である。

その後、幸いにして叔父の母校である千葉大学医学部に入学し、入学直後に学生のサークル「東洋医学研究会」に入会した。ここで終生の師匠となった藤平健《ふじひらけん》先生〔参考文献四〕と、小倉重成から漢方医学についてその臨床と基礎理論を学んだのである。当時は医学部入学後の二年間は「医学進学課程」と呼ばれ、医学部とはキャンパスも別で、いっさいの専門教育はなかった。この教養課程を修了し、あらためて医学部に進学するという制度であったので、わたしは医学専門教育を受ける以前に漢方医学の教育をサークル活動によって自主的に勉強するという、今から思うと非常な幸運に恵まれたのであった。

そして一九歳のわたしは考えた。東洋の医学と西洋の医学双方の長所を活《い》かし、短所を補えば理想の医療ができるのではないかと。医学部に進学して受けた最初の講義・実習は、解剖学であった。人体の不思議に驚くとともに、そのラテン語の名称を覚えるのには本当に苦労した。その後の専門教育でも、山のような知識を記憶することが求められ、みずから考えるという余裕がなく、医学教育というのは人間から考える力を奪い去るものではないかと生意気にも考えるほどであった。

一方、漢方医学の学習が進むにつれ、この医学は「なぜそうなるのか」という疑問を解決する姿勢も方法論も持たないことに気づかされた。この伝統医学の歴史は二〇〇〇年以上に及ぶが、ことばをことばで説明してわかったつもりになっている。東洋と西洋の医学のまったく異なったパラダイム(思考の枠組み)の壁をどうにかして打ち破れないものか。このように考えるに至ったのは、医学部卒業に近い二五歳ごろ(一九六九年)のことである。

医師国家試験に合格すると、みずからの専門領域を決定し、医局を選んで入局するというのが、当時はあたりまえのことであったので、漢方の師匠に相談したところ、内科への入局を勧められた。初期研修では幅広く内科領域を学んだが、その後は内科領域のなかで、さらに専門領域を選ばなくてはならない。漢方医学という極めてマクロ的でアナログ情報に頼る学問の「反対学」を学んでみようとわたしは考え、神経内科学の道を選ぶことにした。せっかく身につけた漢方医学の研鑽《けんさん》も怠らないよう、アルバイト先の病院では漢方治療の修練に努めた。先にも記したように、運良く一九七六年から漢方エキス製剤が医療保険で使えるようになったのである。

ところで、わたしは神経内科学を学び始めた初期にロンドンの国立神経研究所（通称クイーンズ・スクエア）で勉強する機会を得たが、世界最高水準のこの研究所で痛感したことは、神経内科の達人になるには脳の構造や機能をしっかり学んでおかなくてはならないということであった。そこで帰国後、あらためて大学院で中枢神経解剖学を学ぶことにした。大谷克巳教授の下での研究生活は厳しいものであったが、わたしはこの修行をとおして「科学する心」（Scientific mind）を学ぶことができた。

そして医学博士の学位と神経内科専門医（第三号）の資格を持って、平山惠造教授の主宰する神経内科学教室の一員となったのである。ところが入局して半年もたたないころ、突然に富山医科薬科大学附属病院に「和漢診療室」という診療部門が開設されるが適任者がいないということで、わたしに白羽《しらは》の矢が立てられた。この矢を射たのは第二内科教授の熊谷朗教授で、当時「東洋医学研究会」の顧問教官であった。

わたしは一晩考えた。そして、そもそも神経内科を選んだのは漢方医学の「反対学」としての道ではなかったのか。そうであれば、自分が考えていた東洋と西洋のパラダイムの融和《ゆうわ》という本来の目的を果たすべきであると。富山医科薬科大学の建学の理念が、わたしの決断を富山へと向かわせた。その第一条は「東西医学の融合統一」であったからである。こうして和漢診療学形成への第一歩を踏み出したのである。一九七八年、三四歳のことであった。

## 二　漢方医学の歴史

それでは、こうしてわたしが学んだ「漢方医学」の歴史をごく簡単に記すことにしたい。ごく簡単にと言うのは、この道の大家であり、親友の小曽戸洋《こそとひろし》先生が『漢方の歴史』(大修館書店)を著しており、くわしくは、これを読んでいただくことをお勧めしたい。

### 三大古典――『黄帝内経』『神農本草経』『傷寒論』

一九七二年の春に中国湖南省《こなんしょう》の省都、長沙《ちょうさ》の郊外で馬王堆《まおうたい》の墳墓《ふんぼ》が発見された。埋葬されていた貴婦人が当時の王侯の夫人とわかり、紀元前一八六年ごろのものであることが判明した。その副葬品のなかに生薬《しょうやく》が多数あり、また鍼灸《しんきゅう》医学《いがく》で用いる鍼《はり》も見つかった。さらに『黄帝内《こうていだい》経《けい》』の原形と考えられる医書(絹の布に墨で書かれていた)も発見された。

したがって、第三章に記した気の思想などは今から数えて約二二〇〇年前には原形が存在していたことになる。『黄帝内経』の正式な成立年は確定していないが、紀元前後に比較的長期にわたり複数の学者が関与したものと考えられている。この書物は鍼灸医学の重要な古典でもある。

薬物書としては、『神農本草経《しんのうほんぞうけい》』が紀元前後に成立している。その根底には、不老長寿をもとめる神仙術《しんせんじゅつ》があったと考えられる。

三六五種の薬物を、上品《じょうほん》(一二〇)、中品《ちゅうほん》(一二〇)、下品《げほん》(一二五)に分類してある。上品とは毒性がなく、長期に服用すると身が軽くなり、寿命が長くなる生薬。中品は少しの毒性があるが、病気の際に用いると良いもの。そして下品は有毒であるが、医薬品として注意深く用いるものである。総計三六五が、一年間の日数と同じである点が興味深い。人間は自然を離れては生きていけない、と考えていたのである。

そして『傷寒論《しょうかんろん》』は西暦二一〇年ごろに成立した、致死性の高いインフルエンザに似た病気への対応マニュアルで、慢性疾患《まんせいしっかん》を扱った『金匱要略《きんきようりゃく》』も同じ著者、張仲景《ちょうちゅうけい》によって著されたとされている。この二つの書物は薬物療法の古典である。

## 王莽の功績か

ところで、小曽戸先生にはお書きになれない、わたしの大胆な仮説を記してみようと思う。なぜ大胆かというと、まったく証拠となる歴史的な文書などがないからである。それは前漢《ぜんかん》の王位を奪い、新《しん》王朝(八〜二三年)の皇帝となった、「王莽《おうもう》」の功績についてである。

王莽が皇帝の座を奪った極悪人ということは、中学生のときに習った『平家物語』がわたしにとって最初の刷り込みであった。「祇園精舎《ぎおんしょうじゃ》の鐘の声、諸行無常《しょぎょうむじょう》の響きあり……遠く異朝《いちょう》を尋ぬれば漢の王莽、唐《とう》の禄山《ろくざん》……」。ところが東晋次氏の『王莽』(白帝社)を読んで、わたしは目からウロコがおちた。この著作はきわめて中立的な立場から、歴史家の目で王莽について記したものである。考えてみると王莽が大悪人との記述は前漢の歴史を記した『漢書《かんじょ》』に始まるが、これを編纂《へんさん》した班彪《はんぴょう》(三〜五四年)はまさに幼少期を王莽の新王朝の時代に生き、後漢《ごかん》が成立した後に、この『漢書』を編纂しているので、前漢の王位を奪った極悪人として王莽を取り扱ったのである。『平家物語』も平家に勝利した源氏の時代に書かれた本(琵琶《びわ》法師《ほうし》の語り)であるから平清盛は極悪人として記されているのと、まったく同じ構図である。

この『王莽』には、医薬学に関連した三つの重要な事柄が記されていた。愛する娘と夫人を病気で失った王莽は、医学の進歩のためには人体の仕組みを知ることが重要であることに気づき、打ち首にする犯罪人の生体解剖をおこなっている。『黄帝内経』には腸管の長さ、肝臓《かんぞう》の大きさと重量などが詳細に記されているが、わたしはこの王莽のおこなった解剖の記録が参照されたと考えている。

第二は、王莽は全国から薬用植物の研究者を首都に集め、サミットを開いているのである。これが『神農本草経』に結実した、とわたしは考える。

『神農本草経』には、たとえば利水剤《りすいざい》として用いる生薬である「沢瀉《たくしゃ》」の項を見ると、「別名を水瀉《すいしゃ》、鵠瀉《こくしゃ》、及瀉《きゅうしゃ》という」との記述がある。広大な中国大陸の各地から研究者が集まったとすると、地方によって呼び名が異なるのは当然で、すなおにこの別名の記述がなされたことが理解される。

第三の功績は度量衡《どりょうこう》の制定である。

王莽は、全国統一の度量衡、一斗《いっと》、一升《いっしょう》、一合《いちごう》の標準器を作り、全国に配付した。この貴重な標準器がひとつだけ現存しており、台湾の故宮博物院《こきゅうはくぶついん》に収蔵されている。円形の一斗枡《ます》を中心に左右に一升、一合が耳のようについている。『傷寒論』はその後の紀元二一〇年ごろの成立であるから、ここに記された方剤のレシピに記されている「一升」や「一合」は、この標準器に準拠《じゅんきょ》したものと考えてよいのではなかろうか。

以上の記述は、史料的証拠はないので歴史の専門家には書けないことである。素人《しろうと》（わたし）は本当に気楽だとしみじみ思う〔参考文献二〕。

その後、後漢が亡び、魏《ぎ》・呉《ご》・蜀《しょく》の三国時代を経て西晋《せいしん》の時代に葛洪《かっこう》が『肘後備急方《ちゅうごびきゅうほう》』を著した。二〇一五年に屠呦呦《とようよう》さんがノーベル生理学・医学賞を受賞した。そのマラリア治療薬の青蒿《せいこう》は熱を加えずに水抽出することを記していたのが、この本である。

ついで王叔和《おうしゅくか》が登場し、散逸《さんいつ》していた『傷寒論』を再編集し、さらに『脈経《みゃくけい》』を著した。

また陶弘景《とうこうけい》は『神農本草経』を再編集して『本草経集注《ほんぞうけいしゅっちゅう》』（五〇〇年ごろ）を著したが、収載品目を七二〇種類に倍増している。

## 中国から日本へ

このような中国大陸の医学・薬学がいつごろ、どのような形で日本に伝来したかは不明であるが、小曽戸先生は允恭《いんぎょう》天皇三年(四四六年)に新羅《しらぎ》から金武《きんぶ》という名医を皇室が招いたと記している。継体《けいたい》天皇の時代(五一三年ごろ)には五経博士《ごけいはかせ》が百済《くだら》から来日し、易《えき》、暦《れき》、医薬、礼楽《れいがく》を定期的に伝えるようになった。欽明《きんめい》天皇の時代(五六二年ごろ)には、智聡《ちそう》が医薬書を含む経典類や仏像、音楽をたずさえて来日した。智聡は呉国の王族で朝鮮半島を経由して来日した帰化人で、これが医薬書渡来《とらい》の公的な初めてのできごとである。

中国大陸ではその後、隋《ずい》・唐王朝が成立したが、隋の巣元方《そうげんぽう》らは『諸病源候論《しょびょうげんこうろん》』を勅命により編纂(六一〇年刊)。唐の孫思邈《そんしばく》は、医学全書である『千金方《せんきんほう》』(六五〇年ごろ刊)を著した。薬物に関しては、蘇敬《そけい》が『新修本草《しんしゅうほんぞう》』を勅命により編纂した(六五九年)。また、王燾《おうとう》が『外台《げたい》秘要方《ひようほう》』(七五二年刊)を著した。この年に、日本では東大寺の大仏が開眼《かいげん》している。

この間、遣隋使《けんずいし》(六〇七年開始)やその後の遣唐使《けんとうし》(六三〇年開始)が日中交流に大きく貢献したことはよく知られている。恵日《えにち》はこの遣唐使として三回の入唐《にっとう》を果たし、その子孫は難波薬師《なにわのくすし》として奈良時代に医薬界を中心に活躍した。この当時の生薬が、正倉院御物《しょうそういんぎょぶつ》として保存されている。

平安朝に入ると、医学、薬学、鍼灸学の教育制度も整備され、日本独自の医学を模索《もさく》する動きが起こった。このなかで丹波康頼《たんばのやすより》（九一二〜九九五年）は『医心方《いしんぽう》』（九八四年、円融上皇《えんゆうじょうこう》に捧げられた）を著した。このちょうど一〇〇〇年後の一九八四年に、文化庁が買い上げていたこの『医心方』は国宝に指定され、現在、千葉県佐倉市の国立歴史民俗博物館に収蔵されている。

『医心方』がなぜ貴重かというと、この本では、それまでに中国から渡来したさまざまな医書を引用しているが、その引用した医書の多くが現存しないのである。日中両国、さらには韓国にとっての宝なのだ。

昨今の日本と中国、韓国の政治的な関係はギクシャクしているが、伝統医学の分野では両国に大変なお陰《かげ》をこうむっていることを忘れてはならない。そのなかで『医心方』はこの恩返しができる文化的遺産であり、世界遺産に登録するのがよいのではないかとわたしは考えている。

## 宋の時代以降

話をもどすと、中国では唐に替わって宋《そう》王朝が成立した（九六〇年）。この王朝は民に目を向けた善政をおこなったことで知られている。一一五一年に『太平恵民和剤局方《たいへいけいみんわざいきょくほう》』が刊行されたが、これは官営の全国の薬局における製剤規範《きはん》を記したもので、今日の「薬局方」ということばの語源となっている。本書の原形はさらに古く、一一〇七年ごろに『和剤局方』として成立している。

この時代には印刷技術が確立し、多くの仏典や医書が印刷出版されるようになった。そのひとつとして、『開宝新詳本草《かいほうしんしょうほんぞう》』(九七三年)が国家事業として出版された。『太平聖恵方《たいへいせいけいほう》』も勅命で編纂され、『傷寒論』も校訂出版されている。

宋の北部を制圧したのが、金《きん》王朝である(一一一五年)。儒学《じゅがく》の朱子学を興《おこ》した朱熹《しゅき》(一一三〇〜一二〇〇年)は、この時代の人で、この金王朝により宋は中国南部に押し込められたので、南《なん》宋《そう》と呼ばれる。

なお金王朝はその後、蒙古《もうこ》が中国全土を支配するようになったため亡んだ(一二三四年)。蒙古の王朝を元《げん》王朝と呼ぶ。

この金と元の時代に、医学の領域では金元四大家《きんげんしたいか》と呼ばれる四人が登場した。劉完素《りゅうかんそ》(一一二六〜一二〇〇?年)は寒涼派《かんりょうは》と称され、体内の熱のマグマを冷やし、冷却水を腎《じん》から排泄《はいせつ》することに主軸をおいた。防風通聖散《ぼうふうつうしょうさん》は、彼の作った方剤である。張子和《ちょうしか》(一一五六〜一二二八年)は攻下派《こうげは》と称され、発汗、嘔吐《おうと》、下剤による毒の排泄を多用した。『儒門事親《じゅもんじしん》』を著している。李東垣《りとうえん》(一一八〇〜一二五一年)は補土派《ほどは》と称され、脾胃《ひい》を補うことを主眼とした。補中益気湯《ほちゅうえっきとう》は、彼が作った方剤である。『脾胃論《ひいろん》』、『内外傷弁惑論《ないがいしょうべんわくろん》』などの著作がある。朱丹渓《しゅたんけい》(一二八一〜一三五八年)は養陰派《よういんは》と称され、津液《しんえき》(無色の体液)の不足を補うことを主軸とし、滋陰降火湯《じいんこうかとう》の原形を作った。

その後、漢民族が元を北方に駆逐《くちく》して、明《みん》王朝(一三六八〜一六四四年)が成立した。この時代にも医学は大いに盛んになり、張介賓《ちょうかいひん》(一五六三〜一六四〇年)は『類経《るいけい》』(一六二四年刊)を著し、その業績は日本の『内経《だいけい》』学(『黄帝内経』に関する研究)に大きな影響をあたえた。薬について記した本草書《ほんぞうしょ》としては、李時珍《りじちん》(一五一八〜九三年)が『本草綱目《ほんぞうこうもく》』(一五七八年刊)を著した。この薬物書は一八九二種の生薬について記しており、現在でも参照される貴重な文献である。

医学書も非常に多く世に出たが、代表的なものとして、龔廷賢《きょうていけん》(一五三九?〜一六三二?年)の

『万病回春《まんびょうかいしゅん》』(一五八七年刊)、趙開美《ちょうかいび》の『仲景全書《ちゅうけいぜんしょ》』(一五九九年刊)があげられる。清《しん》時代が清王朝(一六一六〜一九一二年)に代わると、勅命により『医宗金鑑《いそうきんかん》』が編刊された。温《うん》病《びょう》(麻疹《はしか》のように悪寒《おかん》を伴わずに高熱を発する病気)の研究も盛んになり、呉鞠通《ごきくつう》(一七三六〜一八二〇年)により『温病条弁《うんびょうじょうべん》』(一七九八年)が著された。

この中国大陸の医書は日宋貿易や日明貿易などにより渡来しているが、日本の南北朝時代を代表する医書に禅僧《ぜんそう》、有林《ゆうりん》が著した『福田方《ふくでんほう》』(一三六二年)がある。この医書は漢から元にいたる医書を引用しているが、一三四三年に中国で刊行された『世医得効方《せいとくこうほう》』を引用しているので、鎌倉時代にも日宋貿易がおこなわれていたものと考えられる。

ここで注目したいのは、禅宗のお坊さんが医書を書いていることである。鎌倉時代以後、江戸幕府が開かれるまでは僧侶《そうりょ》が医療を担っていた。これを僧医《そうい》という。宗教による心の救済だけでなく病気も治療する行為は、とてもよいことだったとわたしは思う。

室町時代の最先端医学は、明に留学した医師たちによってリードされた。室町時代の中期に明に留学した田代三喜《たしろさんき》(一四六五〜一五三七年)は、帰朝後に当時、関東地方における最高レベルの教育学府であった足利学校《あしかががっこう》(栃木県足利市)で医学教育に従事したが、ここに学んだのが曲直《まな》瀬《せ》道三《どうさん》(一五〇七~九四年)であり、息子の曲直瀬玄朔《げんさく》(一五四九~一六三一年)とともに江戸時代の医学界の本流を作った。道三の著作『衆方規矩《しゅうほうきく》』(一六三六年刊)は、江戸時代を通じて広く流《る》布《ふ》した。

## 吉益東洞

江戸幕府が開かれて約一〇〇年後、この曲直瀬道三流の医学に疑問を持つ医師が輩出《はいしゅつ》した。なぜなら『黄帝内経』や金、元、そして明代の医学は結局のところ陰陽五行論《いんようごぎょうろん》の域を出ず、当時大流行した梅毒《ばいどく》の治療に立ち向かえなかったことも、この疑問が湧き出た大きな要因であったとわたしは考えている。

もっと事実に即した効果のある治療法はないか、ことばをことばで説明してわかったつもりになっていてはいけない、実際に臨床的に事実を観察しなければならない、と考えたのである。そして感染症の初期から病状を陰陽五行論によらずに、ありのままに記述している『傷寒論』に回帰しようというルネッサンス運動が起こったのである。

その急先鋒《きゅうせんぽう》が吉益東洞《よしますとうどう》(一七〇二~七三年)であった。彼がおこなった医学革新のプロセスは

『吉益東洞の研究』に記したので、詳細は省《はぶ》くが、それまでの陰陽五行論など既成の概念をすべてキャンセルすることから始まっている点に、わたしは特別の感慨をおぼえる。

彼の業績は日本の漢方の特徴である「方証相対論《ほうしょうそうたいろん》」を確立したことにあるが、一方で、この昔から常識とされていた医学の既成概念を完全にキャンセルしたことは当時長崎を経由してもたらされていたオランダ医学（蘭方《らんぽう》と呼ばれた）の移入を容易にしたという大きな業績をのこしたのである。このことは、これまでの医学の歴史書が見落としてきた吉益東洞の業績である。

一八〇五年に世界で最初の全身麻酔による乳がんの手術に成功した華岡青洲《はなおかせいしゅう》（一七六〇〜一八三五年）は吉益東洞の孫弟子であるが、一方で、西洋外科学を学んだのである。この一件だけをみても、オランダ医学を受容する道を東洞が切り開いたとするわたしの見解が妥当なものであることがわかる。

この他にも多数の医学者や臨床家が輩出している。ここでは主要な人物の名前を掲げる。古《こ》方派《ほうは》とは『傷寒論』を主軸に置く一派、後世派《こうせいは》とは金、元、明の医学に主軸を置く一派、折衷《せっちゅう》派《は》とはその両者を活用する一派である。なお、考証学派《こうしょうがくは》については後述する。

岡本一抱《いっぽう》（一六五四～一七一六年）　後世派。中国医籍を日本人が読めるようにし、注釈を加えた。

名古屋玄医《げんい》（一六二八～九六年）　古方派の祖。三大古典、本草書、『難経《なんぎょう》』を研究。

後藤艮山《こんざん》（一六五九～一七三三年）　古方派。弟子が『師説筆記《しせつひっき》』を著す。

香川修庵《しゅうあん》（一六八三～一七五五年）　古方派。『一本堂薬選《いっぽんどうやくせん》』、『一本堂行餘医言《いっぽんどうこうよいげん》』。

内藤希哲《きてつ》（一七〇一～三五年）　古方派。『内経』系医学も研究。『医経解惑論《いけいかいわくろん》』。

山脇東洋《やまわきとうよう》（一七〇五～六二年）　古方派。『蔵志《ぞうし》』は日本で最初の解剖書。

目黒道琢《どうたく》（一七二四～九八年）　考証学派の端緒《たんしょ》を開いた。

和田東郭《とうかく》（一七四四～一八〇三年）　折衷派の巨頭。『蕉窓方意解《しょうそうほういかい》』。

多紀元簡《たきげんかん》（一七五五～一八一〇年）　考証学派の巨頭。三大古典の考証をおこなった。

尾台榕堂《おだいようどう》（一七九九～一八七〇年）　古方派。『類聚方広義《るいじゅほうこうぎ》』、『方伎雑誌《ほうぎ》』。

本間棗軒《そうけん》（一八〇四～七二年）　華岡青洲の門人。大腿部《だいたいぶ》の切断手術に成功。

森立之《たつゆき》（一八〇七～八五年）　三大古典の『攷注《こうちゅう》』を出版。考証学の最高峰。

山田業広《ぎょうこう》（一八〇八～八一年）　折衷派の臨床家。また考証学にも寄与。
浅田宗伯《そうはく》（一八一五～九四年）　折衷派。『勿誤《ふつご》薬室方函口訣《やくしつほうかんくけつ》』、皇室侍医《じい》。

## 明治維新で何が起きたのか

また、幕府の医学研究所であった江戸医学館では多紀家一門（多紀元簡と子孫）、および伊沢《いざわ》蘭軒《らんけん》（一七七七～一八二九年）、渋江抽斎《しぶえちゅうさい》（一八〇五～五八年）、森立之らによって中国の典籍《てんせき》の精密な考証がおこなわれた。この研究成果は中国に逆輸出されたほど、高度なレベルの研究であった。この一派を考証学派という。

そして日本は明治維新（一八六八年）を迎えた。欧米列強の植民地政策が日本にも触手をのばしており、これに対処するために富国強兵が急務であった。文化面においても急速に近代化路線に舵《かじ》を取った。このために、漢方医学はこの路線にとって無益であるばかりでなく有害ですらあるものとして、公的な医学・薬学教育の場から完全に排除されたのである。鍼灸医学は視覚障害者の生活扶助《ふじょ》という観点から、かろうじて抹殺《まっさつ》をまぬがれた。

この漢方医学・薬学に見直しの気運が起こったのは、第一次世界大戦（一九一四～一八年）を契機《けいき》としたものであった。

それまでの『日本薬局方』はドイツ薬局方の翻訳版ともいえるものであり、医薬品の原料や医薬品そのものをドイツからの輸入に頼っていたが、この大戦ではドイツと敵対する立場になり、敵国からの医薬品の輸入の道が断たれてしまったのである。そこで生薬の活用に目が向けられ、漢方医学復興の気運に光がさした。

大正、昭和時代の漢方医学と漢方薬学を支えた先人の名前を列挙し、本章の締めくくりとしたい。


和田啓十郎《けいじゅうろう》(一八七二～一九一六年)『医界之鉄椎《いかいのてっつい》』(一九一〇年刊)を著し、漢方医学を再認識すべきことを訴えた。

湯本求真《きゅうしん》(一八七六～一九四一年)『皇漢医学《こうかんいがく》』を著し、東西医学の融合統一を主張した。

奥田謙蔵《けんぞう》(一八八四～一九六一年)吉益東洞の学統を受けつぐ家に生まれた。『傷寒論講義《しょうかんろんこうぎ》』が代表的な著作である。学問の上で、わたしの祖父に当たる人である。

清水藤太郎《とうたろう》(一八八六～一九七六年)薬剤師として漢方医学復興運動に尽力。『漢方診療医典』を大塚敬節《よしのり》、矢数道明《やかずどうめい》とともに著した。『日本薬局方』の調査委員として生薬の収《しゅう》載《さい》に力を注ぎ、東邦大学薬学部教授などを務めた。

木村雄四郎（一八九八〜一九九四年）　東京大学の生薬学者である朝比奈泰彦《あさひなやすひこ》教授の門下生。同門の生薬学者、刈米達夫《かりよねたつお》との共著『和漢薬用植物——成分及薬効』、『和漢薬の世界』がある。

細野史郎（一八九九〜一九八九年）　京都大学医学部卒。浅田宗伯の医学を継承。日本で最初に漢方エキス製剤を開発した。代表的な著作に『漢方医学十講』がある。その門下には娘婿《むすめむこ》の坂口弘、長男の細野八郎、内炭《うちずみ》精一、柴田良治、有地滋などがいる。

和田正系《まさつぐ》（一九〇〇〜七九年）　和田啓十郎の長男。奥田謙蔵に師事した。『漢方治療提要』を著した。千葉古方派の中心人物である。

大塚敬節（一九〇〇〜八〇年）　昭和時代を代表する漢方臨床家。『傷寒論解説』をはじめ多数の著作、論文があり、北里研究所東洋医学総合研究所の初代所長を務めた。娘婿の山田光胤《てるたね》、長男の大塚恭男《やすお》（北里研究所東洋医学総合研究所第三代所長）、寺師睦宗《ぼくそう》、松田邦夫をはじめとして多数の門下生を育てた。

矢数道明（一九〇五〜二〇〇二年）　東亜医学協会を設立。漢方界の大同団結に努力した。北里研究所東洋医学総合研究所の第二代所長。著書は多数あり、『臨床応用・漢方処方解説』が代表作。大塚敬節とともに、二人が収集していた蔵書の印影版『近世漢方医学書集成』全一一六巻を出版。

藤平健（一九一四〜九七年）　奥田謙蔵に師事し、千葉古方派を和田正系らとともに形成。小倉重成とともに『漢方概論』を著した。そのほか多数の著作があるが、尾台榕堂の『類聚方広義』を解説した『類聚方広義解説』は代表作である。

小倉重成（一九一六〜九〇年）　奥田謙蔵に師事。藤平健とともに千葉大学東洋医学研究会の常任講師として多数の後輩を育成した。『自然治癒力を活かせ』、『傷寒論解釈』を著した。

# 第七章　科学と漢方

## 一　科学とは何か

漢方医学と科学との関係を考えておくことは「漢方なんて科学的でない」という批判に答えるためにも避けて通れない道である。わたしはこのような批判をするひとに、逆に「それではあなたのいう科学とはなんですか」と質問したい。

この「科学とは何か」、なぜ「漢方は科学的でない」と批判されるのかという問題はわたし自身も答えを出さなければならない。おおげさにいえば、わたしは四〇年間この問題を考え続けてきているが、わたしの頭のなかを整理してくれた二冊の本がある。ひとつは池田清彦氏の『科学とオカルト』(PHP研究所)である。厚い本ではないが、「科学とは何か」について深く考察されている。もう一冊は野中郁次郎氏の『知識創造の方法論』(東洋経済新報社)である。この本には暗黙知《あんもくち》と形式知《けいしきち》が非常にわかりやすく解説されており、漢方医学がその「全体性」を暗黙知によって把握していることに気づかされたのである。

## 二　心身二元論

さて本題に入ろう。江戸時代に儒学革新《じゅがくかくしん》をなしとげた荻生徂徠《おぎゅうそらい》(一六六六〜一七二八年)は、幕府の官学であった朱子学が孔子の本当のこころを伝えていないとズバリと批判した。朱子学では宇宙の森羅万象《しんらばんしょう》が「理《り》」(logic)によって解き明かせるとしていることの誤りを指摘したのである。たとえば、わたしたちの手の指の数は片手で五本あるが、なぜ五本であるのかを論理で説明できない。天体についていえば、なぜそこに星があり天の川があるのか、「理」では説明できない。人間存在は有限な一箇《いっこ》のものであるから、その有限な頭脳で導き出される「理」によって「無限」をすべて知ることはできないというのである。

ここでわたしはあえて「理解」ということばを用いずに「知る」ということばを用いたが、そもそも「理解」するということは、ものごとを分解してロジックによって知ることなのである。荻生徂徠が、もっとも嫌ったことばである。

それでは荻生徂徠がどのようにして知を獲得し、「古文辞学《こぶんじがく》」を確立したかというと、暗黙知の直接把握であった。暗黙知とは、ことばにしてあらわすことができない知である。たとえば皆さんが自転車に乗れるという知は体得したものであって、ことばで記されたマニュアルを読んで乗れるようになったものではないのである。

もう一つ身近な例を挙げると、友人や家族と顔を合わせたとき、「何となく元気がないな」と皆さんは察知できるが、どうしてそう感じたのか、その理由を聞かれると困ってしまうに違いない。ことばでは、そのすべてを記せないからである。つまり、「分解」せずに「全体性」を知るということが可能なのである。

荻生徂徠まで持ち出して、わたしが何を言いたいかというと、科学の礎《いしずえ》を築いたデカルト(一五九六～一六五〇年)は、彼のいう「延長」(量として計れるもの)と「非延長」(霊魂《れいこん》のように量として計れないもの)の考えから「心」と「体」は別のものであるという心身《しんしん》二《に》元論《げんろん》をとなえた。ここで科学の本質の第一歩、「区分する」という作業が始まっている。

デカルトの著作『方法序説』(一六三七年刊)は、谷川多佳子さんの翻訳(岩波文庫)で入手可能であるからぜひお読みいただきたい。

この本を読むと、デカルトの苦悩が伝わってくる。デカルトは神父になるための神学校に学んでいる。人間の尊厳は誰よりも深く知っていた。ただ彼はどうしても人体の仕組みを死体解剖によって知りたかったのである。創造主がお造りになった人体はどのようなものか。そこで、霊魂は神様にお預けし、遺体の解剖をする論理的根拠として心身二元論を展開したのである。

現在も当時のままかは明らかではないが、わたしがロンドンに遊学した約四〇年前、ギリシャからの留学生(神経内科医)が「わたしの国では宗教上の理由で人体を解剖することは許されていない」と言っていた。

## 三　全体性と部分

本書では漢方医学のあたらしい姿を紹介してきたが、この医学のめざす方向は心身一如《しんしんいちにょ》(こころと体は切り離せない)の「全体性」をどのようにしてとらえるかにある。

一方、科学の方法論はデカルト以来、「分解」していく方向に進んでいる。そもそもscienceはラテン語のscientiaに由来するが、このscientiaはscindereが元となっており、「切る、分離する」という意味である。Scienceを「科学」と翻訳したのは西周《にしあまね》(一八二九〜九七年)であるが、

「科」は「きりめ、わかつ」であり、separate, divideという意味を持っているので、まことに正しく翻訳されている。

その学者の名前を思い出せないのだが、英国のある科学者はscientistと呼ばれるのを嫌い、わたしはphilosopher(哲学者)だと憤《いきどお》ったという逸話《いつわ》をどこかで読んだ。薬学博士も医学博士も英語ではPhD.と表記されるが、Philosophiae Doctor(Doctor of Philosophy)の略語であり、哲学博士なのだ。わたしの解釈では人間存在や自然のありようを「なぜか」と深く考えるひとがphilosopherであり、その一部を解明する「技能」を持つひとがscientistなのである。この違いをわたしたちは明確に認識すべきである。つまり、科学は人間の生きる仕組み、あるいは自然界の成り立ちを解明するための一つの手段であって、目的ではない。

ハッキリいうと、現代の西洋医学が患者さんの訴える自覚的症状を軽視するのは、医療も「科学の僕《しもべ》」となり、この心身二元論を是認《ぜにん》しているためなのだ。これを四文字熟語では本末《ほんまつ》転倒《てんとう》という。

科学は客観性、普遍性、論理性を満たすことを前提にしている。普遍性を担保するにはものごとを数値化し、計量化しなければならないが、自覚症状は計量化できないのだ。そもそも

「気の思想」の「気」が計量化できないので、科学の三原則に違背《いはい》してしまうのである。

もうひとつの臨床上の大問題は、個々の患者さんの不具合はその患者さんにしか起こらないことがらであるから、これを普遍的な知とすることは原則的には困難であるということである。

しかし、そうはいっても、くりかえし観察される部分もあり、そこに普遍性を見つけ出していくことは無意味ではない。第三章で述べた「気虚《ききょ》の診断基準」などは、この普遍性を求めたものである。しかし、ここで考えなくてはならないことは、普遍的であるということは、個性を否定することによって得られる結果であるという点である。たとえば、「気虚の診断基準」に「疲れやすい」という項目があるが、この疲れやすさは個々人によってさまざまで、少し歩いただけで疲れる人もいれば、仕事をしていて疲れやすい人、家事をするとすぐに疲れる人などがいる。これらすべてをひとくくりにして「疲れやすい」というのである。つまり個性は否定されている。

この科学の持つ「分解する」という作業は医学の研究では必然的なことで、全体、全体と唱えても世界最先端の研究成果は得られない。研究費もマンパワーも限られているので、ある特定の領域にまとを絞ってゆかざるを得ないのである。

## 四　臨床の現場で考えたこと

問題は臨床の現場である。この医学の細分化を反映して、診療科が細分化してゆく一方なのである。

そして困ったことに、各科の医師が精一杯努力するので、たとえば頭痛、胃のもたれ、高血圧と高脂血症《こうしけつしょう》、膝《ひざ》の痛みがある患者さんは、神経内科から頭痛のクスリを三種類、消化器内科から胃のクスリを三種類、循環器《じゅんかんき》科から高血圧と高脂血症のクスリを四種類、整形外科から膝の痛みのクスリと合計一一種類以上のクスリを服用することになる。

この医療の現状を打開するには、誰かが司令塔(キャプテン)の役割を果たし、何を優先すべきかのオリエンテーションをしなければならないのである。わたしは「亀の甲より年の功」で、この役割を果たしていると自負している。実は、他の診療科で処方しているクスリに口出しすることはむずかしい。しかし年の功で、病院内では長老であるから、わたしには口出しが可能なのである。何が今、この患者さんにとって最重要なのかを考え、他のクスリはしばらく止めておく。そして一つの問題が解決したら、次に進むのである。

しかし、ここで厄介なのは多くの患者さんは、当人は意識していないのだが、非常に欲張りである。あらゆる不具合を同時によくしたいと思うのだ。不具合のすべてを一刻も早く治して健康で長生きしたいという気持ちはわかるが、その思いが強すぎる。わたしはこれを「健康飢《き》餓《が》シンドローム」と呼びたい。

その結果、こんなことが起こっている。胃腸虚弱で長いあいだ悩んでおり、ようやく漢方治療によって具合が良くなった患者さんが、他の病院の整形外科に受診し、骨密度を測定した。そして胃に非常に負担のかかる骨粗鬆症《こつそしょうしょう》の治療薬を服用して、胃の調子が再びひどく悪化し、今までの苦労を水の泡にしてしまった。胃腸の働きを健全化し、これを維持することのほうが、これからの人生にとって優先しなければならない最重要課題であるのに、骨も丈夫にしたいという欲にもかられるのだ。その気持ちはわからないではないが、困ったことである。


この分解して体を理解するという考え方は、実はわたしたちは小学生のころから頭に刷り込まれている。一年前のことである。眼科の医師から「目の奥の痛みが治りません。眼科的には異常がありませんのでよろしくお願いします」という紹介状を持った二〇代の女性患者さんが受診した。ひととおりの問診の後に「オナカをみせてくださいね」と言ったところ、「先生、わたしは目が痛むのです。オナカではありません」とあやしまれた。目は眼科、耳は耳鼻科と勝手にフィルターにかけているのである。

この患者さんは神経内科的には非定型顔面痛《ひていけいがんめんつう》と呼ばれる病気で、いやがるオナカをみると両側の鼠径部《そけいぶ》に圧痛をみとめたので、顔面の知覚神経（三叉《さんさ》神経）の栄養血管の血流を改善する当《とう》帰《き》四逆《しぎゃく》加《か》呉《ご》茱萸《しゅゆ》生姜湯《しょうきょうとう》を投与したところ、アッサリ治ってしまった。

用心しなければいけないのは、このフィルターのために、内科医であるわたしに耳や目に関連した症状を訴えないことである。自分で勝手に、この症状は耳鼻科の先生に、この症状は眼科の先生にとふるいにかけているのである。この「分解病」はかなりの深達度《しんたつど》（病気が深く体内の組織に侵入している）であることを、「全体性」をめざす和漢診療学にたずさわる医師はこころえておきたい。

漢方の大家、大塚敬節先生がお詠《よ》みになった和歌がある。

術ありて　のちに学あり　術なくて　咲きたる学の　花のはかなさ

現在の医療を批判することは不遜《ふそん》であるが、医学が先行して臨床の術がふりまわされているようにわたしには思える。この「術」は、とくに和漢診療の場合には、野中郁次郎氏のいう「暗黙知」の世界であり、これを文字ですべて書き伝えることはできない部分が多い。なぜかといえば、それは患者さんとわたしとの魂のレベルでのやりとりであるからである。

現在、わたしの診療の場には六人の研修生(立派な医師たちである)が日を変えて陪席《ばいせき》している。暗黙知の部分を伝える最善の方法であると考えているが、非効率的であり、こちらも相当なエネルギーを消費する。

しかし、最新の治療薬などはこの方々に教えてもらえるので、最新の情報に疎《うと》いわたしは大助かりで、とても楽しい。

以上が現在、わたしがたどりついた科学と漢方医学の関係についての考えである。

# 終章　これからの医療と和漢診療学

明治維新政府が漢方医学を公的な医学教育のなかから完全に排斥《はいせき》したことは、今になって考えると非常にありがたかった。吉益東洞《よしますとうどう》も既存の知を完全にキャンセルすることによって医療の革新ができたが、それとまったく同じようなことが現在起こっている。旧来の「漢方」に縛られずに自由な発想が可能な状況を作り出したのだ。しかも医師の資格制度が一本化しているということは、漢方医学を採用しようとしまいと、ともかく医師としての共通の言語をもっているのである。

そして、漢方エキス製剤が健康保険制度のなかで西洋薬とともに用いることが可能な状況になっている。これは世界で唯一で、日本が誇るべき理想的な医療環境なのである。和漢診療学という「あたらしい知の創造」を提案できるのもこの医療環境のお陰《かげ》である。

ここで、「これからの医療」に対して和漢診療学からの提案をしたい。

和漢診療のシステムと西洋医学的治療システムとの大きな違いは、患者さんと医師との目線の位置の違いである。これは白状すると、和漢診療の診断精度が低いことがさいわいしている。

証《しょう》を見誤ると、クスリはまったく効かない。そこで何度か試行錯誤《しこうさくご》することになるが、これは患者さんとボールを受け渡しすることである。したがって、患者さんと同じ目線でないといけない。

また、わたしは煎《せん》じ薬《ぐすり》を処方することが多いのだが、これは調剤薬局でつくってくれた生薬《しょうやく》の袋を家にもちかえり、自分で四〇分間ほど煎じなくてはならない。大変に手間がかかるのだが、その匂いを嗅《か》ぎ、自分で煎じたクスリを服用するという作業は治療にみずからが参加することであり、この意義はとても大きい。錠剤を簡単に服用するのとは、雲泥《うんでい》の差である。

インフルエンザウイルスの増殖を桂皮《けいひ》（シナモン）の香り成分が抑制することを第二章に記したが、この匂いを嗅ぐということはアロマテラピーでもある。そこで、漢方エキス製剤を処方した場合には、ティーカップに入れてお湯を注いでから服用するようにお勧めしている。そのとき、わたしは「このエキス剤というのは、インスタント・コーヒーと同じようにして作られているのです。あなたはインスタント・コーヒーを飲むときに、粉を先に飲んであとからお湯を飲みますか。飲まないでしょう」と言うのである。不具合を患者さんといっしょに共同作業で治す。すばらしいことだとわたしは思う。

この目線を、漢方方剤を使おうが使うまいが、臨床医に広く求めたいのである。

漢方医学の持つもう一つの利点は、患者さんの身体に手で触れないと証が決まらないことである。この手で触れるという行為は、患者さんに非常な安心感をあたえるのである。よく聞く話だが、「医者にかかったら、電子カルテの画面ばかりみていてオナカひとつさわってくれなかった」という不満が患者さんの側にはある。

手でさわるよりも、超音波検査や内視鏡検査をしたほうが客観的で普遍的な情報が得られることはたしかだが、このように医師が患者さんに手を触れなくなった背景には、「医師がみずからの手に自信をもてなくなっている」ことがあるようにわたしは思う。ぜひ、この手を触れるということの重要性に気づいてほしいものである。

和漢診療学の重要な任務はオーケストラの指揮者、船でいえば船長（キャプテン）の役割を果たすことで、さまざまな専門家といかに上手に連携し、もっともよい効果を引き出すかにあると、わたしは考えている。

総合診療科を開設している病院も増えており、コンダクターとしての役目では共通している。医療は縦割《たてわ》りに細分化されてきたが、その専門科領域に患者さんのすべてが振り分けられるものではないので、「その他」は総合診療科が対応することになる。大学組織や企業でも経理課、施設課、用度課《ようどか》などがあるが、庶務課《しょむか》や総務課はこれらに振り分けられないすべてのことに対応するのに似ている。

それでは和漢診療科は総合診療科とどこが根本的に違うのかというと、総合診療科の視点はあくまでも西洋医学的な「分解」に基軸を置くものであり、和漢診療科は漢方医学の「全体性」に軸足を置いている点である。

西洋医学は「分解」であり、漢方医学は「全体性」である。このいわば相反《あいはん》する二つの方向性を持つものを弁証論《べんしょうろん》でいう「止揚《しよう》」(aufheben)するのが和漢診療学といえるのである。二つを対立させるのではなく、常に全体性のなかで分解を理解するのである。本書では鍼灸医学《しんきゅういがく》についてくわしくは触れなかったが、「全体性」を考える場合、この鍼灸医学に相当の魅力をわたしは感じている。

あえて「分解」の医学を批判するならば、心の問題を軽視する傾向にあり、自然治癒力《しぜんちゆりょく》を引き出す方策を持っていないことであろう。しかし考えてみると、近年の免疫学のめざましい研究成果は、この自然治癒力といういささか曖昧《あいまい》なことばに実態の一つを与えてくれている。「止揚によるあらたな知」は、このような「分解」の知を「全体性」のなかで活き活きとしたものにしてゆくものである。

第一章の症例七「書ききれないほどの不具合」に、頭の発汗と膝《ひざ》関節痛が一連の関係性のなかでとらえられることを記したが、「分解」の延長線上には、この多彩な異常を防已《ぼうい》黄耆《おうぎ》湯《とう》という一つの方剤で一挙に解決してしまうという思考は芽生えないのである。

しかし、それがなぜそうなるのかは「分解」の手段を用いなければならない。つまりこれからの医療の姿は「あれか、これか」(either-or)の世界の意義を十分に知りつつ、しかもこれを超越する必要がある。

そしてわたしが願うことは、このような医療の姿勢が日本の医療界全般に非常にソフトな感じで行き渡ることであり、さらにはあらたな学問的発見や治療法の開発に繋《つな》がっていくことである。

グローバルスタンダードということばがもてはやされているが、全世界がいわゆる標準的治療法で統一されるべきだという考えは不健全であろう。日本の現在の医療環境でなければ実行不可能なことの独自性、言いかえると「日本の医療の個性」は大切にしなければならない。なぜならそれが、いわゆる標準的治療よりもすぐれたものであり、患者さんの幸せに大きく寄与するからである。標準的治療の名の下に、「分解」の考えを唯一で絶対的なものとする考え、つまり図1のキューブの一面しか見ない医療では、多くの患者さんを切り捨ててしまうことになるのだ。

ところが、医療保険制度の赤字補塡《ほてん》のために国費から莫大《ばくだい》な税金を持ち出しているという経済的理由から、医療費削減のために、漢方エキス製剤を医療保険のなかから排除しようという動きが過去に二回あった。この動きは今後もくりかえし起こると、わたしは危惧《きぐ》している。

「漢方薬は薬局でも買える。これを医療保険でカバーする必要はない」ということだが、これはいいかえると、「漢方薬は贅沢品《ぜいたくひん》だから自己負担で買いなさい」ということである。なぜこのような政策決定がなされるのかというと、その根底には「どうせ死にはしない不定愁訴《ふていしゅうそ》に漢方薬は使われているので、漢方は切り捨てて、先端医療に費用をつぎ込んだほうが良い」との判断がある。さらに、「市販品を購入するか、医療費を支払うか、という点で差が生じるとすると、その場合の公平性をどう考えるかという問題がある」ということだが、これは「日本の医療の個性」の「全否定」を「公平性」ということばでおこなおうとすることに他ならない。国家というものの存在する意義が国民が幸せに暮らせる社会を実現することにあるとすれば、このような政策は「国家の品格」を疑わせる。

ところで、第六章の歴史の項で触れたが、この本の最終の校正中に、中国の屠呦呦《とようよう》さんがマラリア治療薬(アーテミシニン)の開発によって二〇一五年のノーベル生理学・医学賞を受賞したというニュースが報じられた。これを軽々しく東西医学統合の成果であると、わたしは言うつもりはないが、古典の記述が研究を成功に導いたことは確かなことである。

つまり、生薬の青蒿《せいこう》の成分は熱を加えて抽出すると効果が少なくなる。そこで冷水で成分を抽出したのである。そしてその記述は一七〇〇年前の『肘後備急方《ちゅうごびきゅうほう》』に記されていた。伝統医学を大切にしていたからこそ得られた成果なのである。

漢方の伝統を大切にしつつ、しかも西洋医学との結びつきを追求する、世界に類のない「医療の本質」にせまる「和漢診療学」の道をわたしは突き進んでいきたいと、決意をあらたにしている。

# 主要参考文献

（一）寺澤捷年『症例から学ぶ和漢診療学』（改訂三版）、医学書院、二〇一二年
（二）寺澤捷年「『傷寒論』の成立とその特異性」『日本東洋医学雑誌』五七巻、二〇〇六年
（三）寺澤捷年『吉益東洞の研究——日本漢方創造の思想』岩波書店、二〇一二年
（四）寺澤捷年『漢方開眼——わが師・藤平健先生』医聖社、二〇一四年
（五）Terasawa K., Shimada Y., Kita T., Yamamoto T., Tosa H., Tanaka N., Saito E., Kanaki E., Goto S., Mizushima N., Fujioka M., Takase S., Seki H., Kimura I., Ogata T., Nakamura S., Araki G., Maruyama I., Maruyama Y., Takaori S., "Choto-san in the treatment of vascular dementia: a double-blind, placebo-controlled study", *Phytomedicine*, 4: 15–22, 1997.
（六）寺澤捷年「心下痞鞕と背部兪穴との関連——心下痞鞕の発現機序に関する病態生理学的考察」『日本東洋医学雑誌』六七巻、二〇一六年
（七）寺澤捷年「胸脇苦満の発現機序に関する病態生理学的考察——胸脇苦満と横隔膜緊張の関連」『日本東洋医学雑誌』六七巻、二〇一六年
（八）寺澤捷年「『傷寒論』柴胡桂枝湯の条文における「心下支結」についての一考察」『日本東洋医学雑誌』六四巻、二〇一三年

〔付記〕『日本東洋医学雑誌』に掲載された論文についてはウェブサイトで「日本東洋医学雑誌」で検索し、表示されるJ-stageで全文をダウンロードすることができる。

さらにさまざまな病態に用いる方剤などの詳しい情報は参考文献一の『症例から学ぶ和漢診療学』をご覧いただきたい。

# あとがき

岩波書店新書編集部の坂本純子さんからこの本の執筆依頼があったのは二〇一五年の三月のことで、わたしはこころから嬉《うれ》しく思った。そのタイミングも実に良かった。

というのは、二〇一二年に『吉益東洞の研究』を岩波書店から赤峯裕子さんのお力添えを得て出版し、その後、わたしは明治時代の名医、山田業精《やまだぎょうせい》の『井見集《せいけんしゅう》』の発掘に取り組んでいた。

この『井見集』は、明治一六年から四二年の間に彼が経験した症例や論考を毛筆で罫線紙《けいせんし》に手書きしたもので、四〇〇字詰めの原稿用紙に換算すると三〇〇〇枚以上の大作であるが、漢方医学の暗黒時代のことであったので出版されることはなく、埋もれたままになっていたのである。そこで、この宝の山を広く世に顕《あらわ》し、山田業精先生の無念をも晴らそうと、わたしは三人の協力者の力を借りて、この毛筆で書かれた草稿をパソコン(Word)に入力し、語釈や解説を加えたのである。約三年間を要したこの作業がちょうど本書の執筆依頼のあった直前に完成し、出版社に原稿を渡したときのことであったのである。

この本は和漢診療学というあたらしい学問の体系を皆さんにお伝えすることを目的としたが、とくに高校生や大学一〜二年生の皆さんにぜひお読みいただきたいとの願いから、少々過剰とも思われるほどにむずかしい漢字にはルビ(ふりがな)を付けることにした。

ふりがなについて一点、おことわりすると、口腔、腹腔は正しくは「こうこう」、「ふくこう」であるが、口腔外科《こうくうげか》という診療科があるように、医学・薬学領域では口腔内噴霧《こうくうないふんむ》、腹腔内《ふくくうない》臓器《ぞうき》と一般的に用いているので、これに従った。

章立ては編集部が案を出して下さり、それに沿って原稿を書き、これを見ていただいたが、わたしのまったく気づかなかった多くの点の指摘があった。たとえば最初の草稿では「主訴《しゅそ》」と書いたが、助言をいただき、患者さんの主な訴えとした。医学の世界でのあたりまえの表現に慣れ親しんでいることに気づかされたので、再度、すべての表現に「業界用語」が不用意に用いられていないかチェックした次第である。

さらに、症例については個人を特定できないような配慮をした。つまり、その多くは類似の複数の症例をあたかもひとりの患者さんのことのように記してある。

なお、本書では、随所にさまざまな漢方方剤をこのような場合に用いると記したが、実際に服用する場合には漢方の知識を持つ医師・薬剤師に相談してから服用していただきたい。

本書は坂本純子さんの編集者としてのお力添えがなければ世に出ることはなかった。また図の作成には、現在のわたしの職場、千葉中央メディカルセンターの目黒久美子さんの協力を得た。さらに後輩の八木明男君には専門家の目で草稿のチェックをいただいた。記して感謝の意を表する。

二〇一五年秋分

寺澤捷年

# 漢方方剤（五十音順）

◎生薬　☆対象

**黄耆建中湯《おうぎけんちゅうとう》**
◎黄耆《おうぎ》、桂皮《けいひ》、芍薬《しゃくやく》、大棗《たいそう》、甘草《かんぞう》。
☆気虚《ききょ》で消化管の機能がおとろえたもの。

**葛根湯《かっこんとう》**
◎葛根《かっこん》、麻黄《まおう》、桂皮、芍薬、生姜《しょうきょう》、大棗、甘草。
☆感冒《かんぼう》、インフルエンザの感染初期で、脈が充実し、首の後ろが凝《こ》り、自然発汗のないもの。

**加味逍遥散《かみしょうようさん》**
◎柴胡《さいこ》、芍薬、当帰《とうき》、茯苓《ぶくりょう》、山梔子《さんしし》、牡丹皮《ぼたんぴ》、薄荷《はっか》、蒼朮《そうじゅつ》、生姜、甘草。
☆陽《よう》で虚《きょ》の瘀血《おけつ》のもの。ホットフラッシュや皮膚のトラブルを伴うことが多い。

**荊芥連翹湯《けいがいれんぎょうとう》**
◎荊芥《けいがい》、連翹《れんぎょう》、黄芩《おうごん》、黄柏《おうばく》、黄連《おうれん》、枳実《きじつ》、柴胡、山梔子、地黄《じおう》、芍薬、川芎《せんきゅう》、当帰、薄荷、白芷《びゃくし》、防風《ぼうふう》、桔梗《ききょう》、甘草。

☆陽《よう》で実《じつ》の体内の熱を伴うもの。鼻炎症状があり、血虚《けっきょ》のサインを示すことが多い。

**桂枝加桂湯《けいしかけいとう》**(医療用のエキス製剤はない)

◎桂枝湯《けいしとう》の桂皮《けいひ》を増量したもの。

☆パニック障害に似た気逆《きぎゃく》に用いる。

**桂枝加芍薬湯《けいしかしゃくやくとう》**

◎桂皮、芍薬《しゃくやく》、生姜《しょうきょう》、大棗《たいそう》、甘草《かんぞう》。

☆陰《いん》で虚《きょ》の消化管の機能がおとろえたもの。臍《へそ》のあたりの腹痛に応用できる。

**桂枝加芍薬大黄湯《けいしかしゃくやくだいおうとう》**

◎桂皮、芍薬、生姜、大棗、甘草、大黄《だいおう》。

☆陰で虚の消化管の機能がおとろえ、便秘するもの。腸管内にこびりついた宿便《しゅくべん》の排除に応用できる。

**桂枝加竜骨牡蛎湯《けいしかりゅうこつぼれいとう》**

◎桂皮、芍薬、生姜、大棗、甘草、竜骨《りゅうこつ》、牡蛎《ぼれい》。

☆桂枝湯に鎮静作用のある竜骨と牡蛎を加えた方剤。陽で虚の不安感、焦燥感《しょうそうかん》のあるもの。

**桂枝湯《けいしとう》**

◎桂皮、芍薬、大棗、生姜、甘草。

☆感冒《かんぼう》の初期で、陽で虚のもの。自然発汗の傾向、軽い鼻炎をともなう。

**桂枝人参湯《けいしにんじんとう》**

◎桂皮、甘草、蒼朮《そうじゅつ》、人参《にんじん》、乾姜《かんきょう》。（注　人参は薬用人参である）

☆陰で虚の下痢《げり》するもの。上熱下寒《じょうねつげかん》、心下痞鞕《しんかひこう》を認める。片頭痛にも応用できる。

**桂枝茯苓丸《けいしぶくりょうがん》**

◎桂皮、芍薬、桃仁《とうにん》、茯苓《ぶくりょう》、牡丹皮《ぼたんぴ》。

☆陽でやや実の瘀血《おけつ》のもの。女性では月経にともなうさまざまなトラブルによい。ただし瘀血を改善する方剤（駆瘀血剤《くおけつざい》という）であるので、男女の別なく応用できる。

**香蘇散《こうそさん》**

◎香附子《こうぶし》、蘇葉《そよう》、陳皮《ちんぴ》、甘草、生姜。

☆気鬱《きうつ》の状態にあるもの。

**五積散《ごしゃくさん》**

◎蒼朮、陳皮、当帰《とうき》、半夏《はんげ》、茯苓、甘草、桔梗《ききょう》、枳実《きじつ》、桂皮、厚朴《こうぼく》、芍薬、生姜、川芎《せんきゅう》、大棗、白芷《びゃくし》、麻黄《まおう》。

☆気血水《きけつすい》のすべてが不具合で、冷えて、下肢《かし》に浮腫《ふしゅ》のあるもの。女性では月経にともなうさまざまなトラブルで冷え症のものによい。

**呉茱萸湯《ごしゅゆとう》**

◎呉茱萸《ごしゅゆ》、人参《にんじん》、大棗《たいそう》、生姜《しょうきょう》。

☆陰《いん》で虚《きょ》の胃腸のトラブル。頭痛をともなうことが多い。

**五苓散《ごれいさん》**

◎沢瀉《たくしゃ》、猪苓《ちょれい》、茯苓《ぶくりょう》、桂皮《けいひ》、蒼朮《そうじゅつ》。

☆陽《よう》で虚の水滞《すいたい》で口渇と尿量減少をあらわすもの。

**柴胡加竜骨牡蛎湯《さいこかりゅうこつぼれいとう》**

◎柴胡《さいこ》、黄芩《おうごん》、半夏《はんげ》、人参、茯苓、桂皮、大棗、生姜、竜骨《りゅうこつ》、牡蛎《ぼれい》、大黄《だいおう》。

☆陽で実《じつ》、肋骨弓《ろっこつきゅう》の下に抵抗と圧痛(胸脇苦満《きょうきょうくまん》)をみとめ、精神的に不安定なもの。

**柴胡桂枝乾姜湯《さいこけいしかんきょうとう》**

◎柴胡、黄芩、括蔞根《かろうこん》、桂皮、牡蛎、乾姜《かんきょう》、甘草《かんぞう》。

☆陽で虚、肋骨弓の下に抵抗と圧痛(胸脇苦満)をみとめるもの。冷えのぼせ(上熱下寒《じょうねつげかん》)があり、倦怠感《けんたいかん》や肩こり、神経過敏をともなうことが多い。

**柴胡桂枝湯**《さいこけいしとう》

◎柴胡、黄芩、半夏、人参、桂皮、芍薬《しゃくやく》、生姜、大棗、甘草。

☆陽で虚、胸骨剣状突起と臍《へそ》の中間点に圧痛(心下支結《しんかしけつ》)をみとめるもの。肋骨弓の下に抵抗と圧痛(胸脇苦満)をみとめることもある。詳細は第五章の方証相対論《ほうしょうそうたいろん》の項目に記した。

**柴苓湯**《さいれいとう》

◎柴胡、半夏、沢瀉、黄芩、大棗、人参、猪苓、蒼朮(白朮《びゃくじゅつ》)、茯苓、甘草、桂皮、生姜。

☆少陽病期《しょうようびょうき》で胸脇苦満があり、水滞のサインを伴うもの。

**三黄瀉心湯**《さんおうしゃしんとう》

◎黄芩、黄連《おうれん》、大黄。

☆陽で実、心窩部《しんかぶ》の抵抗と圧痛(心下痞鞕《しんかひこう》)があるもの。便秘、精神的な興奮をともなうことが多い。

**滋陰降火湯**《じいんこうかとう》

◎蒼朮、地黄《じおう》、芍薬、陳皮《ちんぴ》、当帰《とうき》、麦門冬《ばくもんどう》、天門冬《てんもんどう》、黄柏《おうばく》、知母《ちも》、甘草。

☆陽で虚、体内の水が不足(津液枯燥《しんえきこそう》)のもの。カラ咳《せき》をともなうことが多い。

**四逆散**《しぎゃくさん》

◎柴胡《さいこ》、芍薬《しゃくやく》、枳実《きじつ》、甘草《かんぞう》。
☆陽《よう》でやや実《じつ》、肋骨弓《ろっこつきゅう》の下に抵抗と圧痛(胸脇苦満《きょうきょうくまん》)をみとめ、腹直筋が緊張しているもの。精神的ストレスによる心身の不具合に用いる。

**四逆湯《しぎゃくとう》**

◎甘草、乾姜《かんきょう》、附子《ぶし》。
☆少陰病期《しょういんびょうき》の代表的方剤。中心部体温(core temperature)が低下し、下痢《げり》、四肢《しし》の冷えなどをあらわしているもの。

**四君子湯《しくんしとう》**

◎人参《にんじん》、茯苓《ぶくりょう》、蒼朮《そうじゅつ》(白朮《びゃくじゅつ》)、甘草、生姜《しょうきょう》、大棗《たいそう》。
☆気虚《ききょ》で、胃腸虚弱のもの。

**四物湯《しもつとう》**

◎当帰《とうき》、川芎《せんきゅう》、芍薬、地黄《じおう》。
☆血虚《けっきょ》をなおす基本方剤(補血剤という)。

**炙甘草湯《しゃかんぞうとう》**

◎地黄、麦門冬《ばくもんどう》、炙甘草《しゃかんぞう》、生姜、人参、桂皮《けいひ》、阿膠《あきょう》、麻子仁《ましにん》、大棗。

☆気虚と血虚があり、不整脈などがみられるもの。

### 十全大補《じゅうぜんだいほ》湯《とう》

◎人参、桂皮、川芎、地黄、白朮、黄耆《おうぎ》、当帰、芍薬、茯苓、甘草。

### 小建中湯《しょうけんちゅうとう》

☆気虚と血虚が同時にみられる（気《き》血両虚《けつりょうきょ》）もの。

◎桂皮、芍薬、生姜、大棗、甘草、膠飴《こうい》。

### 小柴胡《しょうさいこ》湯《とう》

☆陰《いん》で虚《きょ》の胃腸虚弱のもの。

◎柴胡、半夏《はんげ》、生姜、黄芩《おうごん》、人参、大棗、甘草。

### 小青竜湯《しょうせいりゅうとう》

☆少陽病期《しょうようびょうき》の代表的方剤。肋骨弓の下に抵抗と圧痛（胸脇苦満）をみとめるもの。

◎半夏、麻黄《まおう》、芍薬、桂枝《けいし》、細辛《さいしん》、乾姜、甘草、五味子《ごみし》。

☆陽で虚、五臓論《ごぞうろん》でいう肺臓が冷えたもの。鼻炎症状、うすい痰《たん》と咳《せき》をともなう。

### 真武《しんぶ》湯《とう》

◎茯苓、芍薬、蒼朮、生姜、附子。

☆少陰病期《しょういんびょうき》の代表的方剤。冷えと全身倦怠感《けんたいかん》、浮腫《ふしゅ》傾向のあるもの。

**清上防風湯《せいじょうぼうふうとう》**

◎防風《ぼうふう》、桔梗《ききょう》、連翹《れんぎょう》、白芷《びゃくし》、川芎《せんきゅう》、黄芩《おうごん》、山梔子《さんしし》、枳実《きじつ》、甘草《かんぞう》、荊芥《けいがい》、黄連《おうれん》。

☆陽《よう》で実《じつ》、顔面が紅潮し、化膿性皮疹《かのうせいひしん》、頭痛などをみとめるもの。

**清熱補気湯《せいねつほきとう》**(医療用のエキス製剤はない)

◎人参《にんじん》、白朮《びゃくじゅつ》、茯苓《ぶくりょう》、芍薬《しゃくやく》、当帰《とうき》、升麻《しょうま》、玄参《げんじん》、五味子《ごみし》、麦門冬《ばくもんどう》、甘草。

☆陽で虚《きょ》、体内の水が不足(津液枯燥《しんえきこそう》)のもの。口内炎、口腔乾燥《こうくう》をみとめるもの。

**疎経活血湯《そけいかっけつとう》**

◎芍薬、当帰、地黄《じおう》、蒼朮《そうじゅつ》、桃仁《とうにん》、川芎、茯苓、牛膝《ごしつ》、陳皮《ちんぴ》、威霊仙《いれいせん》、防已《ぼうい》、羌活《きょうかつ》、防風、竜胆《りゅうたん》、白芷、生姜《しょうきょう》、甘草。

☆陽でやや実の瘀血《おけつ》で関節痛、筋肉痛などを示すもの。

**大黄牡丹皮湯《だいおうぼたんぴとう》**

◎牡丹皮《ぼたんぴ》、桃仁、冬瓜子《とうがし》、芒硝《ぼうしょう》、大黄《だいおう》。

☆陽で実の瘀血で回盲部(盲腸のあたり)に圧痛があるもの。

**大柴胡湯《だいさいことう》**

◎柴胡《さいこ》、黄芩、芍薬、半夏《はんげ》、大棗《たいそう》、枳実、生姜、大黄。
☆陽で実、肋骨弓《ろっこつきゅう》の下に抵抗と圧痛(胸脇苦満《きょうきょうくまん》)と、心窩部《しんかぶ》に抵抗と圧痛(心下痞鞕《しんかひこう》)をみとめるもの。

**大青竜湯《だいせいりゅうとう》**

◎石膏《せっこう》、麻黄《まおう》、杏仁《きょうにん》、桂皮《けいひ》、甘草、生姜、大棗。
☆太陽病期《たいようびょうき》で実。はげしい頭痛、関節痛を示すもの。

**釣藤散《ちょうとうさん》**

◎石膏、釣藤鉤《ちょうとうこう》、橘皮《きっぴ》、半夏、麦門冬、茯苓、人参、菊花《きっか》、防風、甘草、生姜。
☆陽で虚《きょ》、五臓論《ごぞうろん》でいう肝臓の失調があり、頭痛、物忘れのあるもの。

**猪苓湯《ちょれいとう》**

◎猪苓《ちょれい》、茯苓、沢瀉《たくしゃ》、阿膠《あきょう》、滑石《かっせき》。
☆陽でやや実、尿路系統(腎盂《じんう》、膀胱《ぼうこう》、尿道)に炎症のあるもの。

**通脈四逆湯《つうみゃくしぎゃくとう》**

◎甘草、乾姜《かんきょう》、附子《ぶし》(四逆湯《しぎゃくとう》の乾姜を増量)。
☆四逆湯の証で、さらに四肢《しし》の冷えが強く、脈が弱いもの。

桃核承気湯《とうかくじょうきとう》
◎桃仁《とうにん》、桂皮《けいひ》、芒硝《ぼうしょう》、大黄《だいおう》、甘草《かんぞう》。
☆陽《よう》で実《じつ》の瘀血《おけつ》のもの。便秘傾向、のぼせ感があり、女性では月経に伴うトラブルがみられる。
当帰飲子《とうきいんし》
◎当帰《とうき》、地黄《じおう》、芍薬《しゃくやく》、川芎《せんきゅう》、蒺藜子《しつりし》、防風《ぼうふう》、何首烏《かしゅう》、荊芥《けいがい》、黄耆《おうぎ》、甘草。
☆血虚《けっきょ》があきらかで、皮膚のかゆみのあるもの。
当帰建中湯《とうきけんちゅうとう》
◎当帰、桂皮、芍薬、生姜《しょうきょう》、大棗《たいそう》、甘草。
☆陰《いん》で虚《きょ》、胃腸虚弱があり、気虚《ききょ》と血虚のみられるもの。
当帰四逆加呉茱萸生姜湯《とうきしぎゃくかごしゅゆしょうきょうとう》
◎当帰、桂皮、芍薬、木通《もくつう》、細辛《さいしん》、大棗、甘草、呉茱萸《ごしゅゆ》、生姜。
☆陰で虚、四肢《しし》がひどく冷えるもの。下腹部痛を伴うことが多い。
当帰芍薬散《とうきしゃくやくさん》
◎当帰、芍薬、茯苓《ぶくりょう》、蒼朮《そうじゅつ》、沢瀉《たくしゃ》、川芎。
☆陰で虚の瘀血のもの。

**人参湯《にんじんとう》**

◎人参《にんじん》、甘草、蒼朮（白朮《びゃくじゅつ》）、乾姜《かんきょう》。

☆太陰病期《たいいんびょうき》でみぞおちのつかえ（心下痞鞕《しんかひこう》）のもの。下痢《げり》傾向がみられる。

**人参養栄湯《にんじんようえいとう》**

◎当帰、白朮、熟地黄《じゅくじおう》、茯苓、人参、桂皮、芍薬、陳皮《ちんぴ》、遠志《おんじ》、甘草、五味子《ごみし》。

☆気虚と血虚があきらかなもの。

**麦門冬湯《ばくもんどうとう》**

◎麦門冬《ばくもんどう》、半夏《はんげ》、粳米《こうべい》、大棗、人参、甘草。

☆陽で虚、体内の水が不足（津液枯燥《しんえきこそう》）のもの。カラ咳《せき》をともなうことが多い。

**八味地黄丸《はちみじおうがん》**

◎地黄、山茱萸《さんしゅゆ》、山薬《さんやく》、沢瀉、茯苓、牡丹皮《ぼたんぴ》、桂皮、附子《ぶし》。

☆陰で虚、五臓論《ごぞうろん》でいう腎臓《じんぞう》のおとろえたもの。

**半夏厚朴湯《はんげこうぼくとう》**

◎半夏、茯苓、生姜、厚朴《こうぼく》、蘇葉《そよう》。

☆陽で虚、気鬱《きうつ》のもの。

半夏瀉心湯《はんげしゃしんとう》

◎半夏《はんげ》、黄芩《おうごん》、黄連《おうれん》、人参《にんじん》、大棗《たいそう》、乾姜《かんきょう》、甘草《かんぞう》。

☆陽《よう》で虚《きょ》、心窩部《しんかぶ》の抵抗と圧痛(心下痞鞕《しんかひこう》)があるもの。

半夏白朮天麻湯《はんげびゃくじゅつてんまとう》

◎茯苓《ぶくりょう》、白朮《びゃくじゅつ》、半夏、陳皮《ちんぴ》、生姜《しょうきょう》、天麻《てんま》、黄耆《おうぎ》、沢瀉《たくしゃ》、麦芽《ばくが》、人参、黄柏《おうばく》、乾姜。

☆陰《いん》で虚、気虚《ききょ》に気鬱《きうつ》をかねそなえているもの。

白虎加人参湯《びゃっこかにんじんとう》

◎石膏《せっこう》、粳米《こうべい》、知母《ちも》、人参、甘草。

☆陽明病期《ようめいびょうき》の代表的方剤。中心部体温(core temperature)が上昇する危険があり、これを冷却するために多飲、多尿となっているもの。

茯苓飲《ぶくりょういん》

◎茯苓、蒼朮《そうじゅつ》、人参、陳皮、生姜、枳実《きじつ》。

☆陽で虚、心下に気血水《きけつすい》が停滞しているもの。

茯苓飲合半夏厚朴湯《ぶくりょういんごうはんげこうぼくとう》

◎茯苓、蒼朮、人参、陳皮、厚朴《こうぼく》、枳実、半夏、紫蘇葉《しそよう》、生姜。

☆茯苓飲の証があり、咽《のど》のつかえる感じがあるもの。

**茯苓四逆湯《ぶくりょうしぎゃくとう》**

◎茯苓、甘草、人参、乾姜、附子《ぶし》。

☆四逆湯に茯苓と人参を加えた方剤。気虚が明らかで四肢《しし》の冷えるもの。

**防已黄耆湯《ぼういおうぎとう》**

◎防已《ぼうい》、黄耆、蒼朮、生姜、大棗、甘草。

☆陽で虚。上半身の発汗と下半身の水滞《すいたい》を伴うもの。膝《ひざ》関節痛を示すものが多い。

**防風通聖散《ぼうふうつうしょうさん》**

◎滑石《かっせき》、黄芩、甘草、桔梗《ききょう》、石膏、白朮、大黄《だいおう》、荊芥《けいがい》、山梔子《さんしし》、芍薬《しゃくやく》、川芎《せんきゅう》、当帰《とうき》、薄荷《はっか》、防風《ぼうふう》、麻黄《まおう》、連翹《れんぎょう》、生姜、芒硝《ぼうしょう》。

☆陽で実《じつ》の、便秘傾向のある肥満と、その随伴症状(肩こり、のぼせ、動悸)のあるもの。

**補中益気湯《ほちゅうえっきとう》**

◎人参、蒼朮、黄耆、当帰、柴胡《さいこ》、陳皮、大棗、生姜、甘草、升麻《しょうま》。

☆陽での気虚を改善する代表的方剤。

**麻黄湯《まおうとう》**

◎麻黄《まおう》、桂皮《けいひ》、杏仁《きょうにん》、甘草《かんぞう》。
☆太陽病期《たいようびょうき》で実《じつ》のもの。頭痛、発熱、咳《せき》、関節痛を伴う。

麻《ま》黄附子細辛湯《おうぶしさいしんとう》

◎麻黄、細辛《さいしん》、附子《ぶし》。
☆少陰病期《しょういんびょうき》から発症する感染症初期に用いる。悪寒《おかん》、のどの痛みをともなう。

木防已湯《もくぼういとう》

◎石膏《せっこう》、防已《ぼうい》、人参《にんじん》、桂皮。
☆陽《よう》で実、胸部に水が滞った(水滞《すいたい》)もの。

抑肝散《よくかんさん》

◎蒼朮《そうじゅつ》、茯苓《ぶくりょう》、川芎《せんきゅう》、当帰《とうき》、柴胡《さいこ》、甘草、釣藤鉤《ちょうとうこう》。
☆陽で虚《きょ》、五臓論《ごぞうろん》でいう肝臓の失調状態のもの。

六君子湯《りっくんしとう》

◎人参、半夏《はんげ》、茯苓、大棗《たいそう》、陳皮《ちんぴ》、甘草、生姜《しょうきょう》、蒼朮。
☆気虚《ききょ》を改善する代表的方剤。

良枳湯《りょうきとう》(医療用のエキス剤はない)

◎茯苓、半夏、桂皮、大棗、甘草、枳実《きじつ》、良姜《りょうきょう》。
☆陽で虚、気逆《きぎゃく》に加え上腹部に気鬱《きうつ》のあるもの。

**苓桂甘棗湯《りょうけいかんそうとう》**(医療用のエキス剤はない)
◎茯苓、桂皮、大棗、甘草。
☆陽で虚、発作性の気逆を起こすもの。

**苓桂朮甘湯《りょうけいじゅつかんとう》**
◎茯苓、桂皮、蒼朮(白朮《びゃくじゅつ》)、甘草。
☆陽で虚、水滞に気逆をともなうもの。

**苓桂味甘湯《りょうけいみかんとう》(苓桂五味甘草湯《りょうけいごみかんぞうとう》とも。)**(医療用のエキス剤はない)
◎茯苓、桂皮、五味子《ごみし》、甘草。
☆陽で虚、気逆にともない冷えのぼせ(上熱下寒《じょうねつげかん》)のあきらかなもの。

**六味丸《ろくみがん》**
◎地黄《じおう》、山茱萸《さんしゅゆ》、山薬《さんやく》、沢瀉《たくしゃ》、茯苓、牡丹皮《ぼたんぴ》。
☆五臓論でいう腎臓《じんぞう》の衰えたもの。八味地黄丸《はちみじおうがん》から桂皮と附子を除いた方剤で、冷えや浮腫《ふしゅ》傾向はともなわない。

# 索　引

## さ 行

## た 行



## な 行



## は 行

わ 行

寺澤捷年

1944年東京生まれ．1970年千葉大学医学部卒業．1979年千葉大学大学院中枢神経解剖学専攻修了，医学博士．1979年富山医科薬科大学附属病院和漢診療部長．同大学医学部和漢診療学講座教授，同大学医学部長，副学長(病院長)などを歴任．2005年千葉大学大学院医学研究院和漢診療学教授．2010年より千葉中央メディカルセンター和漢診療科部長，現在同科顧問．

日本神経学会専門医，日本東洋医学会専門医・指導医．和漢医薬学会理事長，日本東洋医学会会長，東亜医学協会理事長を歴任．

著書に『吉益東洞の研究 ── 日本漢方創造の思想』(岩波書店)，『症例から学ぶ和漢診療学』(医学書院)，『完訳方伎雑誌』(たにぐち書店)などがある．日本東洋医学会賞，和漢医薬学会賞，日本医史学会矢数道明賞，全日本学士会・アカデミア賞他を受賞．『吉益東洞の研究』(岩波書店)を主論文として博士(文学，日本大学)を授与される．2023年，瑞宝中綬章を受章．

和漢診療学 あたらしい漢方　　岩波新書(新赤版)1574

2015年11月20日　第1刷発行
2024年 5 月 2 日　第6刷発行

著 者　寺澤捷年《てらさわかつとし》

発行者　坂本政謙

発行所　株式会社 岩波書店
〒101-8002 東京都千代田区一ツ橋2-5-5
案内 03-5210-4000　営業部 03-5210-4111
https://www.iwanami.co.jp/

新書編集部 03-5210-4054
https://www.iwanami.co.jp/sin/

印刷・精興社　カバー・半七印刷　製本・中永製本


ISBN 978-4-00-431574-2　Printed in Japan
JASRAC 出 1511266-406

# 岩波新書新赤版一〇〇〇点に際して

ひとつの時代が終わったと言われて久しい。だが、その先にいかなる時代を展望するのか、私たちはその輪郭すら描きえていない。二〇世紀から持ち越した課題の多くは、未だ解決の緒を見つけることのできないままであり、二一世紀が新たに招きよせた問題も少なくない。グローバル資本主義の浸透、憎悪の連鎖、暴力の応酬——世界は混沌として深い不安の只中にある。

現代社会においては変化が常態となり、速さと新しさに絶対的な価値が与えられた。消費社会の深化と情報技術の革命は、種々の境界を無くし、人々の生活やコミュニケーションの様式を根底から変容させてきた。ライフスタイルは多様化し、一面では個人の生き方をそれぞれが選びとる時代が始まっている。同時に、新たな格差が生まれ、様々な次元での亀裂や分断が深まっている。社会や歴史に対する意識が揺らぎ、普遍的な理念に対する根本的な懐疑や、現実を変えることへの無力感がひそかに根を張りつつある。そして生きることに誰もが困難を覚える時代が到来している。

しかし、日常生活のそれぞれの場で、自由と民主主義を獲得し実践することを通じて、私たち自身がそうした閉塞を乗り超え、希望の時代の幕開けを告げてゆくことは不可能ではあるまい。そのために、いま求められていること——それは、個と個の間で開かれた対話を積み重ねながら、人間らしく生きることの条件について一人ひとりが粘り強く思考することではないか。その営みの糧となるものが、教養に外ならないと私たちは考える。歴史とは何か、よく生きるとはいかなることか、世界そして人間はどこへ向かうべきなのか——こうした根源的な問いとの格闘が、文化と知の厚みを作り出し、個人と社会を支える基盤としての教養となった。まさにそのような教養への道案内こそ、岩波新書が創刊以来、追求してきたことである。

岩波新書は、日中戦争下の一九三八年一一月に赤版として創刊された。創刊の辞は、道義の精神に則らない日本の行動を憂慮し、批判的精神と良心的行動の欠如を戒めつつ、現代人の現代的教養を刊行の目的とする、と謳っている。以後、青版、黄版、新赤版と装いを改めながら、合計二五〇〇点余りを世に問うてきた。そして、いままた新赤版が一〇〇〇点を迎えたのを機に、人間の理性と良心への信頼を再確認し、それに裏打ちされた文化を培っていく決意を込めて、新しい装丁のもとに再出発したいと思う。一冊一冊から吹き出す新風が一人でも多くの読者の許に届くこと、そして希望ある時代への想像力を豊かにかき立てることを切に願う。

（二〇〇六年四月）